中医思想文化丛书

本书得到国家中医药管理局"中医文化学"
重点学科、北京市中医药文化研究基地资助

丹波父子医籍训诂

张其成 著

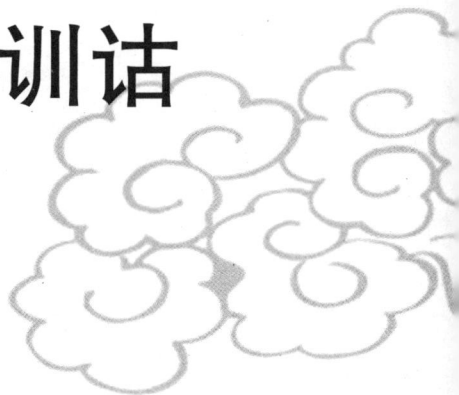

中国中医药出版社
·北 京·

图书在版编目（CIP）数据

丹波父子医籍训诂/张其成著. —北京：中国中医药出版社，2017.2
（中医思想文化丛书）
ISBN 978 - 7 - 5132 - 3755 - 0

Ⅰ.①丹…　Ⅱ.①张…　Ⅲ.①中国医药学 - 古籍 - 训诂　Ⅳ.①R2

中国版本图书馆 CIP 数据核字（2016）第 264375 号

中 国 中 医 药 出 版 社 出 版
北京市朝阳区北三环东路 28 号易亨大厦 16 层
邮政编码　100013
传真　010 64405750
廊坊市晶艺印务有限公司印刷
各地新华书店经销

＊

开本 710×1000　1/16　印张 7.5　字数 99 千字
2017 年 2 月第 1 版　2017 年 2 月第 1 次印刷
书　号　ISBN 978 - 7 - 5132 - 3755 - 0

＊

定价　22.00 元
网址　www.cptcm.com

丛书前言

天佑中华，赐我中医。三皇肇始，五帝开基。千年传承，护佑苍生；世代坚守，保民健康。大医国风，乾坤浩荡！医魂仁心，山高水长！

中医药学是打开中华文明宝库的钥匙，也是中华文化伟大复兴的先行者！

当今时代，中医遇到了天时、地利、人和的最好时机，也遇到了前所未有的挑战与生死存亡的危机。如果我们还不能把握机遇，还不能赢得挑战、战胜危机，那么中医很可能将不复存在！我们这一代人将愧对历史、愧对未来！

如何继承好、发展好、利用好中医药；如何发掘中医药宝库中的精华，发挥中医药的独特优势，推进中医药现代化，推动中医药走向世界；如何在建设健康中国、实现中国梦的伟大征程中谱写新的篇章；这是历史赋予我们的使命，也是未来对我们的期盼，需要中医药行业内，以及行业外各界人士一起努力，联合攻关，协同创新。

当然，首先要解决的是中医药学思想文化基础问题，要厘清本源，搞清楚中医的世界观、生命观、价值观，搞清楚中医的思维方式，搞清楚中医与中国传统文化（包括人文与科技）的关系。因为就中医的命运而言，从根本上说中医的兴衰是中华传统文化兴衰的缩影，中医的危机是中国传统文化危机的缩影，是否废止中医是"中西文化之争"社会思潮的重要环节……如何发展中医已经不仅仅是中医界本身的事，而是整个思想界、文化界的事，是炎黄子孙及有识之士的使命和担当。

本丛书立足于整个思想文化大背景，对中医生命哲学、中医象数思维、中医精神文化、中医阴阳五行等内涵问题，中医与易学，中医与儒释道，中医与古代科技、中医医事文化等相关问题进行深入研究，有的是历时 20 余年的论文汇编，有的是国家级、省部级科研项目的结题成果，希望能为厘清中医思想文化源流、揭开中医文化神秘面纱、展现中医文化神奇魅力贡献一分力量！

张其成

2016 年 7 月

编写说明

本书是我 1988 年硕士毕业论文的增订本。1985 年我有幸考取北京中医学院（现北京中医药大学）基础医学部医古文专业研究生，师从著名中医文献训诂专家钱超尘教授。三年的研究生生涯，得到钱先生从学业到生活多方面的指导和无微不至的关心。先生在为人、为学方面给弟子的教益，一直激励弟子在人生路上砥砺前行。三十年弹指一挥，当年学习、写作的情景恍若眼前。值此拙作出版之际，谨向先生致以最诚挚的感谢！

当年先生为我选择的研究生学位论文题目为《日本丹波父子医籍训诂研究》。

丹波父子指丹波元简和丹波元胤、丹波元坚父子，三人同是日本江户时期著名汉医学家。在中医文献的考据、训诂方面做出了杰出贡献。

本书分为四章。第一章介绍丹波氏的家系，以及丹波元简、丹波元胤、丹波元坚的生平及学术源流，第二章分析丹波父子医籍训诂的特点，第三章归纳分析丹波父子医籍训诂的方法，第四章总结丹波父子医籍训诂的成就与不足。

丹波父子在医籍训诂方面达到了前人未曾达到的高度，无论是训诂方法的运用还是训诂所得的结论都取得了很高成就，对后人整理、研究中医文献具有借鉴作用。可以说，如果没有中国清代朴学、考据学传入日本，没有江户时代的社会环境与文化背景，没有丹波家族谨严的家传和师承，丹波父子就不可能在中国医籍的训释整理上取得如此辉煌的成就。丹波父子在治学方法和学术思想上全面继承了中国朴学的特点，治学质朴、求实，言而有证，精研小学、考据学，以此为工具整理、研究古医籍，并富有一定的创新精神。

此次整理出版特附录了《素问识·序》前五篇、《素问绍识·序》、《灵枢识·综概》、《灵枢识·跋》、《伤寒论辑义·序》、《金匮玉函要略方论序》、《金匮玉函要略述义·题辞》等内容，以供参考。

张其成

2016 年 11 月

目　　录

绪　论

丹波元简和丹波元胤、丹波元坚父子是日本江户时期著名汉医学家。在中医文献的考据、训诂方面做出了杰出贡献。

一、丹波父子评传及学术源流

（一）丹波氏家系

丹波家族系汉室刘氏之后。公元 20 年后汉灵帝刘协的后裔阿知使主牵汉人移居日本，成为丹波家族的祖先，是移居日本的第一代。到第九代康赖，始赐姓丹波宿弥。三十代赖重、元太。元太之后被赐姓多纪。因丹波、多纪两姓常被混用，习惯上仍称丹波。

三十五代元德，创立医学馆，位进法印，为折衷派权威。三十六代元简，三十七代元胤、元坚。

（二）丹波父子生平

大丹波——丹波元简（多纪元简）（1755—1810 年）。继承父业，任侍医兼医学馆督事，晋法眼、法印。主要著作有《素问识》《灵枢识》《伤寒论辑义》《金匮玉函要略辑义》《脉学辑要》等。

小丹波——丹波元胤、丹波元坚。

丹波元胤（多纪元胤）（1785—1823 年），继承父职任医学馆督事，晋法眼。主要著作有《中国医籍考》《体雅》《疾雅》《药雅》《难经疏证》等。

丹波元坚（多纪元坚）（1794—1857 年），曾为医学馆教授、督事，晋法眼、法印。主要著作有《素问绍识》《伤寒论述义》《金匮玉函要略述义》《杂病广要》等。

（三）丹波父子所处的社会环境与文化背景

丹波父子生活在江户时代中后期。江户时代是指德川家康统治的时代（1615—1867 年），相当于我国清代。尽管当时日本采取"锁国"政策，但对中国文化并不排斥。江户时代到日的中国僧人比前期要多得多。

陆续到日的僧人对日本文化各方面都产生了显著的影响。随着中国三教合一思想传日，日本思想渐由三教一致（即佛即儒）而变为以儒家为主。江户时代朱子学（儒学）成了官学。其时中国大批儒家学者出访或定居日本，给日本学者以极大影响。

清代康熙年间，编辑刊行了大量丛书、类书，这些书籍很快传到日本，给日本文化界、科学界以直接的影响。值得一提的是，清代的考据学风风靡日本的学术界。

可以说，如果没有这样的社会环境和文化背景，就不会有丹波父子考据、训诂方面的辉煌成就。

（四）清代朴学对丹波父子的影响

清代朴学是指清代讲究训诂、考据的经学派系，亦即清代考据学，属于汉学、古文经学。乾嘉时期是清代朴学鼎盛时期。段玉裁、王念孙等大批学者名重一时，《说文解字注》《广雅疏证》等巨著给当时学术界以极大影响。

清代朴学作为一种治学方法和学术思想不仅影响了我国近世的思想界、学术界，而且影响了日本的学术界，尤其是江户中后期的考据学派。

作为考据学派执牛耳的宗师，丹波父子受其影响最大。这可以从其家学、师承及治学方法、学术特点上看出。

元简的祖父元孝生活在江户前期，元孝精于儒学，熟悉中国医籍，创办了一个以讲授古典医籍为主旨的学塾——跻寿馆，为丹波家族和医学界培养了一大批杰出人才。

元简的父亲元德，生活在江户中期，当时正是乾嘉之学风靡日本的时候。元德少年受其父元孝的影响，立志博通儒医，及至中年，在承继父业、扩大跻寿馆规模的同时，严谨教导其子元简。

元简小时受父精心指点，耳提面命，博览中国的经、史、子、集，尤其注重小学的修习，为以后的研究事业打下了坚固的基础。

元简继承家学，殷殷训导两个儿子。长子元胤读书极苦，尤其重视考据。次子元坚在其父指导下精研乾嘉小学名著，尤其对段王之学颇有研究。

再看他们的师承关系。元简早年拜井上金峨为师。井上金峨是江户中期考证学派的代表。元简悉得老师真传，从元简著作中可见他引用清儒著作的广泛性。

丹波父子在治学方法上全面继承了清代朴学特点。清代朴学的特点主要有以下三点。

1. 质朴、求实地研究经学，言而有证，论之成理

丹波父子深受朴学谨严学风的熏陶，从不无证据地主观臆断，从不信口开河，每言一意，必有证据。或是从语言文字上寻找佐证，或从前人的言论材料上寻找依据。为了证明某个意义，常常引用几种文献材料。

2. 精研小学、考据学，并以此为工具广泛运用于经、史、子、集及医学著作的研究

丹波父子继承了以小学通经学这一重要方法，认识到"读古书必先明训诂"的道理，做了不少实际工作。在对医籍的训释中，灵活自如地运用文字、音韵、训诂等工具书，解决了不少医籍词义难题。

3. 敢于创新，不墨守拘泥

丹波父子受皖派创新精神的启发，敢于否定前人之说，提出自己的观点。这一点在以声韵说通假上表现得尤为突出。

二、丹波父子医籍训诂的特点

丹波父子对中国医籍的研究，致力于训诂、考证之上。主要有《素问识》《素问绍识》《灵枢识》《难经疏证》《伤寒论辑义》《伤寒论述义》《金匮玉函要略辑义》《金匮玉函要略述义》等。其训释有以下特点。

1. 以各医家注释为基础。广采博引，汇集各家之说，结合自己对医理的体会及临床实践，对诸注进行判断，捋别正误，衡定是非，提出自己的观点。

2. 以训诂学著作《说文》《尔雅》《广雅》，以及清儒段玉裁、王念孙之说为依据，灵活自如地运用于医籍训诂。

3. 以同时代的文史著作为文献佐证，使得结论确切可靠。

4. 以因声求义和据文证义为主要训诂方法。

三、丹波父子医籍训诂的方法

（一）因声求义法（声训）

丹波父子深受乾嘉之学影响，吸取清儒音韵学成就，广泛地运用因声求义的方法。

因声求义有两个主要作用：一是求语源，二是明通假。虽然丹波父子没有直接提出同源字，但可以判定丹波氏认为相通的分别字（属于古今字的一类）即是同源字。

由于古医籍中存在大量的通假字与假借字，给阅读医籍带来了很大困难。丹波氏指出了众多通假字的本字，为阅读古医籍扫清了字形障碍。因丹波氏有扎实的音韵学基础，又基本上做到每立一字皆有文献依据，故其可信度较高。尤为可贵的是，他们是在理解上下文意、根据具体语言环境来确定通假字的本字的。

（二）据文证义法（义训）

据文证义法是根据上下文——具体语言环境来推求词义的方法。

清代中国学者对词义的研究已取得相当大的成就，出现了许多训诂专著。丹波父子得益于所处的时代。他们继承中国训诂学家据文证义的经验和传统，大量吸收了中国训诂学家长期积累的词义研究成果（尤其是清儒学者的成果），并从中得知了词的各个义项，这就使他们在判断某词在某一特定语境中的义项（据文证义）时有了前提和依据。

在已知词的诸个义项的前提下，运用此法，所得结论可信度无疑是相当高的。即使在未知词的某个义项的情况下，根据据文证义的方法再参照其他方法也是能够推测出该词的特定义项的。丹波父子娴熟灵活地运用此法，不仅准确地判定了词的义项，而且推测出大量的特殊词义。

（三）综合求义法

要推求一个词在具体语言环境中的意义，往往要兼顾因形求义、因声求义、据文证义这三种方法，从多方面入手。因形求义求的是词的本义；因声求义既能求出语源，又能求出假借义；据文证义则能求出词在特定语境中的意义。这三种方法的综合运用，既能寻求词的概括意义，又能寻求词的具体意义。事实上，这三种方法在使用上也不可能是孤立的。因声求义、因形求义必须以据文证义为衡定标准，据文证义作为一种间接求义的方法，又必须以因形求义、因声求义及比较互证等直接求义的方法为依据和前提。

丹波父子在训释词义时可以说基本上都是采用综合求义法的，并不单纯采用某一种方法，主要是因声求义法和据文证义法的综合运用，因而其释义往往比前人略高一筹。

四、丹波父子医籍训诂的成就与不足

丹波父子在中医古籍训诂方面的成就主要有以下几方面：

1. 对多义词的引申义尤其是特殊义项的分析颇为精当。丹波父子熟知中国字书、辞书，或运用据文证义法，对多义词进行训释，发前人之未发；或依据医理、文理，对前人诸注做出是非判断，释千古聚讼之疑。

2. 擅长训释医学名词术语。因为有的中医概念限定性不强，在理解上也产生分歧。丹波父子以医理、文义为依据，在训释中医名词术语上有不少独特见解。

3. 依据古韵，引证文献，在正确理解上下文的前提下，指出了通假字的本字，扫清了字形障碍。

4. 从押韵材料上分析、推断词义。

5. 从语法角度分析词义，注意到因语序不同或词类活用而产生词义差异。

6. 对虚词特殊义项的解释多有发明。

7. 吸取前人经验，注意总结训诂规律。主要有"互文见意""析言则别，统言不分"等。

丹波父子训诂不足表现在三个方面：

1. 由于有时对文意理解不确，造成词的训诂错误。

2. 有时缺乏归纳分析，或过于谨慎，对前人训释不加肯否，不发表自己观点。或因不明词的特殊引申、假借义项，而对一些该训释的词未加训释。

3. 在引用文献上，有时间接转引，因而产生讹误。

第一章　丹波父子评传及学术源流

一、丹波氏家系

丹波家族在日本医学史上颇负盛名。据考证丹波氏并非日本人，实际乃是中国汉代刘邦的后裔。

中日文化同源，两国间的交流在远古时代就已经开始。远在两千多年以前，中国文化已经由日本海的环流路传到日本的山阴、北陆地区，并逐渐传到了内地。到秦汉之际，华人渡日已颇为频繁。据日本《六国史》和《姓氏录》记载：弓月君（通融王）率领秦人，阿知使主率领汉人移居日本（前者载《应神记》14 年，后者载《应神记》20 年）。弓月君是秦始皇的后裔，阿知使主是后汉灵帝刘协的后裔。《续日本记》载阿知是灵帝的三世孙，《三代实录》载是四世孙，富士川游《日本医学史》载是五世孙。

阿知使主又称阿智使主，即高贵王、阿智王、阿留王。东汉末年，三国魏初年，日本应神天皇（270—310 年在位）时，阿知率母子及党人因避世乱，经朝鲜赴日，并入日籍。住大和国桧隈郡，封为使主，并行医。阿知就是丹波家族的祖先，是移居日本的第一代。

阿知的儿子都贺，赐姓直（第二代）。都贺生有二子山木、志努（第三代）。志努另外成了家，居住在丹波国。志努的后代主要有第四代驹子、第五代弓束、第六代首名、第七代孝子、第八代大国。

到第九代康赖（912—995 年），因医术精湛，始赐姓丹波。康赖精于医术，累迁到针博士、左卫门佐，兼丹波介（介为地方长官之副职）。他于日本永观二年（北宋太平兴国七年，984 年）撰成《医心方》30 卷，这是日本现存最早的养生疗疾的医书，成为后来宫廷医学的秘典，奠定了医家丹波氏不可动摇的历史地位。该书荟集中国医学典籍达 204 种，其中大半在中国已经失佚，是当时日本汉医的集大成之作，被日本视为国宝，是中日医学交流史上的一座丰碑。

第十代重明（雅）、清雅，第十一代忠明（重明之子）、为茂（清雅之子）。重明、忠明曾为针博士、医博士、典药头、侍医。

十二代雅忠（忠明之子）、为清（为茂之子）。雅忠曾任典药头、左卫门佐、丹波介等职。因治好冷泉、天泉的病，被迁为丹波权守，后又被补为施药院使，著有《医略抄》。因其医术精湛被誉为"日本的扁鹊"。为清曾为针博士。

十三代忠康、重康（皆雅忠之子）、中茂（为清之子），十四代雅康（忠康之子）、重赖（重康之子）、为赖（中茂之子）。其中忠康、雅康曾做过典药头，雅康还做过针博士，善针灸。

十五代实康、经康（皆雅康之子）、基康（重赖之子）、秀赖、为资、为秀（均是为赖之子）。其中实康、经康俱为皇廷侍医。

十六代雅长（经康之子）、赖基、经基、知基（皆基康之子）、亲秀（为秀之子）。赖基后代一族改姓施药院及吉田。经基善医，曾任典药头、施药院使。

二十代冬康（知基之后），任典药头，擅长口腔科。

二十二代兼康（冬康之孙），擅长口腔科。此后世一族改姓金保。

二十三代赖定（兼康之子）。

二十四代有康、赖丰（皆赖定之子）。赖丰此后一族改姓小森。

二十五代治康（有康之子）、赖秀（赖丰之子）。

二十六代亲康（治康之子）、赖量（赖秀之子）。

二十七代宗康（亲康之子）、赖直（赖量之子）。

二十八代光康（宗康之子）、赖景（赖直之子）。

二十九代赖庆、赖元（俱为赖景之子），均做过典药头。

三十代赖重（赖庆之子）、元泰（赖元之子）。自此，世代医仕德川幕府。元泰之后被赐姓多纪。因丹波、多纪两姓常被混用，习惯上仍称丹波。

三十一代元尚（元泰之子）、三十二代元胜（元尚之子）、三十三代元燕（元胜之子）、三十四代元孝（元燕之子）分别为多纪氏二、三、四、五代。一说，宽延二年（1749 年）12 月，元孝改家号为多纪，多纪家号一直沿用至今。多纪氏家族始终以丹波康赖后人为荣，故仍常与丹波家号混用，如元孝及后代元德、元简、元胤、元坚有时署姓为多纪，有时署为丹波。

三十五代元德（元孝之子，1729—1798 年），字仲鸣，号兰溪，汉名刘兰溪。著有《广惠济急方》。宽政中，把幕府跻寿馆收为官立，改为医学馆，广收门徒，任医学馆统督，亲自教授。位进法印（日本古代僧位名，最高僧位为法印，次为法眼）。元德为汉医教育和汉医学推广起了巨大作用。享和元年卒，享年七十。从多纪元德开始，日本汉医便形成了第三大学派——折衷派（考证学派）。

三十六代元简（元德之子），三十七代元胤、元坚（均为元简之子），医学上习惯称元简为大丹波，称元胤、元坚为小丹波，合称"丹波父子"。

三十八代元昕、元佶（均为元胤之子）、元琰（元坚之子），元昕、元佶皆做过医学馆督事，晋法眼。元琰也曾晋法眼。

丹波氏（多纪氏）主要代表人物的家系整理如下。

阿知（第一代，3 世纪）→ 丹波康赖（第九代，10 世纪）→ 丹波雅忠（十二代，11 世纪）→多纪元孝（三十四代，18 世纪前叶）→元德（三十五代，18 世纪中后叶）→ 元简（三十六代，18 世纪后半叶）→ 多纪元胤和多纪元坚（三十七代，19世纪前半叶）。

二、丹波父子生平

大丹波——丹波元简（多纪元简）（1755—1810年），字廉夫，号桂山、安长、栎窗，汉名为刘桂山。

元简幼年颖悟，为人纯厚，从名师井上金峨学儒，嗜爱医学，继承父业，专心力学，记忆绝伦，聪颖过人。其父元德于安永五年任医师法眼，次年被封为法印。元简因袭父禄秩，任侍医兼医学督事。月粮三十口、金百钣，与其父所得俸禄相同。享和元年（1798年），趁铨选医官之际，感慨于后宫援引的人一无所能，直言相谏，提出不同意见，违背皇上旨意，故被罢免了侍直，贬黜到外班。隐居百日，写成《医媵》。文化十年（1810·年）再度被召，列入后官医班。该年冬十二月二日殁，享年56岁。

跻寿馆改为医学馆后，元简父元德统督，元简助教，说书讲义、敷绎详悉，不知疲倦教育学生，故备受推重。后继承父职，任统督，声名益盛。元简典雅风流，喜好书画，精于山水画，气韵高古，颇有风致。其书斋名"聿修堂"。

元简主要著作有《素问识》《灵枢识》《伤寒论辑义》《金匮玉函要略辑义》《扁仓传汇考》《脉学辑要》《脉学汇萃》《医媵》《药性提要》《栎窗类抄》《观聚方》《栀中镜》《素问解题》《救急选方》《聿修堂读书记》《麻疹三书》《本朝经验方》《疑脚气辨惑论》《日光驿程闻见记》《文集》等。

小丹波——丹波元胤（多纪元胤）、丹波元坚（多纪元坚），是元简和继配夫人山田氏的两个儿子。

丹波元胤（1785—1823年），字奕喜，一字绍翁，号柳沜。文化二年，开始拜谒将军德川家斋。八年三月其父元简因病辞职还乡，元胤继承父职做了医学馆督事，统管医学馆。赐予三十八年俸。文政五年晋法眼。六年六月病逝，年仅 39 岁。

元胤主要著作有《中国医籍考》《体雅》《疾雅》《药雅》《脉法》《难经疏证》等。

丹波元坚（1794—1857 年），通称安叔，字亦柔，号茝庭（汉名刘茝庭）。天宝六年举入内班，为医学馆教授、督事、顾问。次年晋为法眼，不久又晋为法印，号乐春院。安政四年二月病殁，年 63 岁。

丹波元坚著书十四种，主要有《素问绍识》《伤寒论述义》《金匮玉函要略述义》《杂病广要》《女科广要》《药治通义》《诊病奇侅》等。

三、丹波父子所处的社会环境和文化背景

丹波父子处在江户时代中后期。江户时代是指德川家康统治的时代。因其统治中心设在江户（即现在的东京），故名。这个时代从德川家康掌政柄的元和元年（1615 年）开始，到德川幕府崩溃的庆应三年（1867 年）结束，历时 252 年。

江户时期相当于我国清代，又可分为前、中、后三期。江户前期（元和元年至享保二十年，1615—1735 年），相当于明末清初；江户中期（元文元年至天明末年，1736—1788 年），相当于我国清代中叶；江户后期（宽政初年至庆应三年，1789—1867 年），相当于我国清代后叶。

其时，日本已进入封建社会晚期，德川幕府为了加强其封建统治，于江户前期（1633—1641 年）先后五次发布"锁国令"，建立起一个严密的"锁国"体制。禁国主要是严格查禁基督教在日本的传布和极端限制日本人同海外的交通贸易。

日本的"锁国"政策是针对基督教和西洋文化的，对中国文化不但不排斥，反而欢迎。这是因为要抵制西洋文化，中国文化（尤其是儒学、佛教）

是最好的挡箭牌，故当时赴日僧人络绎不绝。从木宫泰彦《中日文化交流史》列表中可以看出，德川幕府时代来日的中国僧人有六十余名，比起镰仓、足利时代来日的中国僧人要多得多。

中国僧侣不断赴日，其中有隐元隆琦、高泉性潡等高僧。陆续赴日的中国僧人不仅给日本宗教界以许多刺激，而且对于日本文化的各个方面如建筑、雕刻、书法、绘画、音乐、医学，以及生活方式等都产生了显著的影响。在医学方面，高僧独立、化外、心越、澄一等医技精湛，他们把医术传给池田正直、高天漪、北山道长、石原学鲁、国立贞、今井引济等人。其中独立把生理、病理图七种，医书六部九卷传给了池田正直，有解说痘科的《痘科键》，使得池田名声大振，世代因之称为痘科专家。

佛教给当时的日本文化的影响是巨大的。日本奈良至镰仓时代的哲学，实以佛教思想为主。在中国，早在后汉时期就出现了儒、释、道三教合一的思想。宋代朱子（朱熹）学大兴，朝野上下倡排佛之说。明代契嵩等大师力倡佛儒一致，以对抗宋儒。在中国，三教合一本为对排佛的反说，而在日本结果却相反，倡佛者反而成为宋学之人。由三教一致（即佛即儒）的思想变成以儒家为主的思想，佛家已渐渐归降了儒家。如江户时代宋学初兴时，藤原惺窝本是相国寺之僧，林罗山本是吸江寺之僧，他们都相率去寺院而反对佛教，大力倡导儒教，从儒佛一致而变为儒佛分裂、反佛尊儒。同时，僧侣渐渐堕落，僧侣与人民之间矛盾的加剧也成为儒教兴起的有利条件。

江户时代，朱子学（儒学）成了官学，其后随着古学与阳明学的发展，乃发生私学与官学的对立，因而从学术思想上看江户前期是朱子勃兴时代，中期是古学隆盛时代，后期是阳明学与朱子学对立时代（即私学与官学对立时代）。

江户时期大批中国儒家学者（如朱舜水、陈元斌、张非文等）出访日本，不少加入日籍。当时日本学者（如木下顺庵、伊藤仁斋、林凤岗、山鹿素行等）无不直接、间接地受其影响。

中国书籍大量输日，对日本文化也产生了巨大影响。清代初年，解除明末海禁，中日间贸易文化往来有了发展。

清代康熙年间，编辑刊行了大量的丛书、类书，如《康熙字典》《佩文韵府》《渊鉴类函》《皇清经解》《古今图书集成》《大清会典》《历学考成》《十三经注疏》《通志堂经解》等，这些书籍很快就传到了日本。其中《古今图书集成》输出最早，《大清会典》《康熙字典》《通志堂经解》也于吉宗之时东渡，《皇清经解》编辑成六年后（1835 年）即运往日本。当时，幕府特在长崎设置鉴别中国书籍的"书物目利"进行审查。据长崎向井氏的记录，以及近藤正斋的《好书故事》《古文故事》和大田南亩的《琼浦杂缀》《琼浦又缀》等书记载，可以看出当时输入的中国书籍和日本读书界的倾向。此外，在长崎县立图书馆中藏有书籍底册，其中记载输入的中国书名和销售地点。长崎输入的中国书籍的一部分藏在枫山文库中，称为天皇文库御用，不久便翻刻成官版，从周朝到清朝的官版书共翻刻 193 部。此外，有的书还流入爱好学问的大名手中，由各藩翻刻。天保十三年（1842 年），幕府还曾下令给封地十万石以上的大名，奖励他们翻刻流传。经过这样输入、翻刻的中国书籍，流传到日本学者、文人手中，对于日本文化的发展起了巨大作用。诗集、诗论、诗话的输入影响了日本的诗坛、画界；医学、博物学、理化学等书籍的传入，影响了日本的科学界。值得一提的是，清朝的考据学风风靡日本的学术界，不仅对儒学、史学，而且对医学、科学都起到深远的影响。

处于这种社会环境与文化背景，丹波父子在医籍考据、训诂方面取得辉煌成就也就不足为奇了。

四、清代朴学对丹波父子的影响

清代朴学是清代讲究训诂、考据的经学派系，亦即清代考据学，相对地说属于与宋学对立的汉学（东汉古文学），属于与今文经学对立的古文经学，推崇汉儒朴实学风，反对宋儒空谈义理。

清代朴学从清初顺治、康熙到雍正初年，为酝酿起始阶段；从雍正末年经乾隆、嘉庆到道光初年，为鼎盛时期，故人们又把清代朴学称为乾嘉之学。

乾嘉时期，以文字、音韵、训诂、考证著称的学者大批涌现，如江永、戴震、段玉裁、王念孙、王引之、孔广森、钱大昕、桂馥、郝懿行等学者名重一时。他们的著作相继问世，给当时学术界以极大影响，形成一股磅礴的风气。

究其原因，一方面由于宋明时期不重经学、讲论心性、鼓吹象数的空洞学风给学术界带来了极大危害，使清儒不得不对经学的研究及研究方法进行反思并加以纠正，从而走向一条实事求是、质朴有证的道路；另一方面，由于乾嘉时期，统治者为了巩固其危机四起的统治大张文网，大兴文字狱，实行严厉的思想控制，使得不少学者不得不埋头于训诂、考据之学，这便造成了训诂考据学的鼎盛局面，但也带来了烦琐、拘泥等弊病。

尽管如此，清代朴学作为一种治学方法和学术思想给后人的影响是巨大的，不仅影响我国近世的思想界、学术界，而且影响了日本的学术界，尤其是江户中后期的考据学派。

作为考据学派执牛耳的宗师，丹波父子受其影响最大。由于家学和师承的长期教育熏陶，丹波父子对清代朴学耽嗜深玩、刻苦攻读，终成大家。

元简的祖父元孝生活在以儒学为文化重点的江户前期，元孝精于儒学，熟悉中国医籍，创办了一个以讲授古典医籍为主旨的学塾——跻寿馆，为丹波家族及医学界培养了一大批杰出人才。

元简的父亲元德，生活在乾嘉之学风靡日本的江湖中期。少年受其父元孝的影响，立志博通儒医，乃至中年，在承继父业、扩大跻寿馆规模的同时，勤严督导儿子元简，终于使元简成为超过先辈的大家。

元简小时候受父亲精心指点，耳提面命，博览中国的经、史、子、集等古籍，尤其注重小学的修习，为以后的研究事业打下了坚固的基础。元简回忆说："余早承箕裘之业，奉先考兰溪公之庭训，而治斯经，专主王太仆之次注。"由于他掌握了文字、音韵、训诂的基本手段，所以在研究《内经》等医籍时能左右逢源，得心应手。

元简继承家学，殷殷训导他的两个儿子。长子元胤读书极苦，尤其重视考据，写就《医籍考》等多种名著，从中可见其考据学、小学的功力。次子元坚，在其父指导下，精研乾嘉小学名著，尤其对段王之学颇有研究。他在《素问序》中说："乾隆以来，学者专治小学。如段若膺、阮伯元、王伯申诸人，其所辑著，可藉以证明经义者，往往有之。亦宜摘录以补原识者矣。"他把训诂的手段运用于医籍，对《素问》《伤寒论》《金匮玉函》等书补阙订误，其训诂成就超过其父元简。

再从他们的师承看。江户中期，以井上金峨、山本北山为代表的考证学派正在崛起，以藤原惺窝为代表的朱子学派和以荻生徂徕为代表的古文辞学派渐告衰败。考证学派重视训诂与考据，"取汉唐之训诂，选宋明之义理"。儒学和医学关系极为密切，凡是一代医家，无不精研儒学。早年都从儒学大师游学，扎实的儒学功底成就了他们以后从事医学研究的基础和先导。同时不少儒学大师对医学也诸多研究，如荻生徂徕曾对《素问·灵兰秘典》篇加以考证，林罗山曾对《素问》《灵枢》加以训点，他们的治学思想和研究方法对医学、医家都产生了深远的影响。

元简早年拜考据学派的宗师井上金峨为师，悉得老师真传。从元简的著作中，可见他引用清儒著作的广泛性。丹波父子儒学及小学功力深厚，其学术完全是清代儒学、朴学的继承和发扬。

清代朴学在治学方法上的特点及对丹波父子的影响主要表现为三个方面。

1. 质朴、求实地研究经学，言而有证，论之有理

朴学家一反先人的浮夸空洞，不信口开河，每言一意，必有证据；或是

15

从语言文字上寻找佐证，促进文字学、音韵学、训诂学的研究与发展；或从前人的言论材料上寻找依据，促进对原材料的研究。证明观点的成立，需要材料做论据；归纳材料反过来又能形成观点，因而清儒十分重视材料的收集与归纳。努力用丰富的资料来证明自己的观点，在运用材料的同时，经过去粗取菁、去伪存真又逐步形成自己的观点。

丹波父子深受朴学严谨学风的熏陶，从不无证据地主观臆断。如《素问识·上古天真论》"昔在皇帝，生而神灵，弱而能言，幼而徇齐，长而敦敏，成而登天"一段，元简就引用了《尚书·尧典》、《诗经》、《史记正义》、《礼记·典礼》、《通雅》、《家语》、《大戴礼记》、《尔雅》、《西都赋》注、孔安国《尚书》注、《乐记》郑注、《庄子》、《史记·封禅书》、《论衡·子华子》等十几种书籍及传注，使训解具有强烈的说服力和可信性。

2. 精研小学、考据学，以此为工具广泛运用于经、史、子、集及医学著作研究

小学包括文字学、音韵学、训诂学。文字学又是小学的基础，治文字之学，清儒首先抓住东汉许慎的《说文解字》，产生了许多治《说文》的专著。由于治文字须从音韵始，所以清代音韵学有了重大突破，对古音学研究日益转精。到段玉裁、王念孙的十七部、二十一部已基本上符合古音实际。文字学、音韵学研究的深入，促进了训诂学的长足发展，出现了《方言疏证》（戴震）、《说文解字注》（段玉裁）、《尔雅义疏》（郝懿行）、《广雅疏证》（王念孙）、《经义述闻》（王引之）、《经籍纂诂》（阮元）等训诂学专著，且达到前所未有的高度。小学的发展促进了考据学的发展，清代的小学家几乎都是考据学家。

清代朴学家不但将小学、考据学运用于经、史、文的研究，而且运用于医学著作的研究。清初的顾炎武、姚际恒、杭世骏，乾嘉时期的戴震、段玉裁、王念孙、阮元、朱骏声、江有诰皆有精辟论述。

丹波父子继承了清儒以小学通经学这一重要方法。元坚曾说："（先父）以为读古书必先明诂训。《素问》文辞雅奥，非浅学所能解。而明清诸注，往往望文生义、踳驳不一，于是一以次注为粉本、博征史子，洽稽苍雅，句铢字两，凡文义之疑滞不通者，莫不可读焉。又以为诂训既明，理蕴可得而绎。"

丹波氏不仅认识到"读古书必先明诂训""诂训既明，理蕴可得而绎"的道理，而且身体力行，做了不少实际工作，对医学古籍进行训诂、考据，取得不少成就。

他们在著作中，多处引用清人著作，而且各派兼收，既引用皖派戴震等人的著作，又引用吴派惠士奇、惠栋的《礼说》《易说》。吴派的学风是博而尊闻，不讲义理，信古尊汉，述而不作。皖派的特点是：通人情，致实用，断制谨严，条理密察。他们认为，欲明经义，必先考订文字、训诂。于是他们从文字、音韵、训诂入手，占有丰富的材料，以客观的态度和科学的方法作出判断。该派到戴震才奠定了坚实的基础，其重要人物有王念孙、王引之、段玉裁、孙诒让等人。丹波父子深受皖派影响，大量引用皖派的文字、训诂学著作，元坚几乎遍引段、王、郝、钱的巨著。

丹波氏精通训诂是以坚实的文字学、音韵学为基础的，丹波氏熟知《说文》及段注，尤其对被称为绝学的音韵学颇有研究，并熟练运用到医籍校刊、训诂中去。其著作中因声通义、以音韵说通假、以押韵校讹误的例子俯拾皆是。

3. 敢于创新，不墨守拘泥

敢于创新，不墨守拘泥这是皖派朴学家的特点。与皖派相对的吴派惠士奇、惠栋父子往往爱博嗜奇，曲绚古人，失于拘执。皖派敢于驳斥前人，就小学而言，一反前人拘泥于文字形体、穿凿附会之旧习，另辟蹊径，提出"训诂之旨，本于声音"的理论（《广雅疏证·自序》）。就古音学而言，冲破了宋人朱熹的"叶音"说、吴域的"通转说",从顾炎武开始离析唐韵,不再把唐韵的每一个韵部看成不可分割的整体单位,而是仔细审查每一个具体的字,以《诗经》及其他先秦韵文的押韵情况来证明它应属于哪一个韵部。

皖派敢于创新的精神给了丹波氏以启发。他们在对医籍的训释中纠正了前人不少错误。如《素问·生气通天论》云:"因于露风,乃生寒热。"其中对"露"的解释,众说纷纭。王冰注为"裸露",马莳注为"雾露",张志聪注为"阴邪",元坚否定前人之说,认为"露"为"赢"的通假字,疲惫之义,并引证王引之的《经义述闻》,解开了一个千古之谜。

五、丹波父子对中医的贡献

丹波父子医道高超,这源于其对汉医典籍的精深研究。其学术成就涉猎中医各个领域,尤其在古医籍考据训释方面成就斐然,令人瞩目。

1. 对中医名词术语的见解

严格地说,名词术语的内涵和外延是固定的,但由于有的中医概念限定性不强,故在理解上产生分歧。丹波父子根据多年来对中医理论的探索及临证体验,结合文义、文理,提出了不少独特见解。

[肓] 杨上善注:"心下鬲上为肓"(《刺禁论》)。王冰注:"陷于肓膜。""膜位五脏之间,鬲中之膜也"(《痹论》)。吴崑注:"肓之原在脐下。""腔中无肉空腋之处,名曰肓"(《腹中论》)。张志聪注:"肓者,肠胃之募原也"(《腹中论》)。张介宾注:"肓者,凡腔腹肉理之内,上下空隙之处,皆谓之肓"(《腹中论》)。丹波元简考查了《左传》《说文》之后,尤其钦佩傅氏《左传辨误》的考证,详细引用傅氏之说:"余尝亲观猪脏心膈之处。方忆膈者隔也。自鬲以上,皆心肺清洁之属。自鬲以下,皆肠胃污浊之属,则心在上,鬲在下,固矣。而心下有微脂为膏,鬲上有薄膜为肓。"元简认为:"傅此说太详备,可谓发前人之所未发矣。"元坚也认为"二张之解,俱

不可从。""据以上经文考之，肓即鬲膜也。而藏府之间，悉有薄膜，其于躯壳中，遮隔浊气，最有用者为鬲膜。故单言肓，则指鬲膜。"丹波父子肯定"肓为鬲膜"说，解决了一个古今聚讼的问题。

[尺] 常用于三部九候中寸、关、尺之尺。《素问·脉要精微论》云："尺内两旁则季胁也。"王冰注："尺内，谓尺泽之内也，此即诊尺肤之部位。"张介宾、马莳诸家以寸、关、尺之尺释之。丹波元简纠正前人说法，认为"是尺即谓臂内一尺之部分，而决非寸、关、尺之尺也。"他还列举了其他例句。如《素问·平人气象论》云："尺涩脉滑，尺寒脉细。"《素问·邪气脏腑病形》云："善调尺者，不待于寸""夫色脉与尺之相应，如桴鼓影响之相应也。"《灵枢·论疾诊尺》云："尺肤泽""尺肉弱。"《十三难》云："脉数，尺寸皮肤亦数；脉急，尺寸皮肤亦急。"《史记·扁鹊仓公列传》："切其脉，循其尺。"元简认为这些句中的"尺"皆指"尺肤"，即臂肉一尺之部分。

[膂] 脊骨及夹脊两旁之肉皆可称"膂"。《素问·疟论》云："此邪气客于头项循膂而下者。"此句的"膂"诸说不一，丹波元简指出了诸说的出处，言"脊骨"者，本于《说文》；言"夹脊两旁之肉"者，本于《广雅》。然后根据上下文指出："其为脊骨者，于义为得。"

[瘅] 《素问·疟论》中有"瘅疟"一词，张志聪注："瘅，单也，谓单发于阳，而病热也。"丹波元简指出："瘅为单阳之义，在瘅疟则可，至脾瘅、胆瘅、消瘅及瘅成为消中等，则不能焉。王注为热，最为明确。""盖瘅乃燀之从病者。"

从以上例子可以看出，丹波父子不仅在医学名词的见解上高人一等，更重要的是为我们提供了取舍诸说、衡定是非的标准和方法，即根据医理、文理进行取舍判断的方法。丹波父子运用这种方法对医籍中的一般词语进行训释，取得了巨大成就。

2. 对通假字本字的探求

中医古籍中有大量通假字存在。通假是由于读音相同或相近，某字被借作另一个字的现象。本字（被借的字）和借字（通假字）之间只是读音相同或相近，而形体和意义则没有关系。通假字的存在给阅读古籍造成了很大的困难。如果不明其本字而按借字的意义去理解，势必产生错误。

根据现代语言学的观点可知，语义的发展变化从本质说是依托于声音而不是依托于字形的。尽管汉字是表意文字，但简单地、绝对地运用"以形求义"法也是行不通的。我国汉代训诂学家们已经开始注意到从声音因素分析词义。到了清代乾嘉时期，因声求义作为训诂的重要方法已经系统化、理论化。

丹波父子深受乾嘉学派的影响，精通文字、音韵学，又博览经、史、子、集，能自如地运用音韵学知识，拨开字形的迷雾，指出通假字的本字，且基本上做到每立一字，皆引用文献依据，因而可信度较高。

[害蜚] 《素问·皮部论》云："阳明之阳，名曰害蜚。"马莳认为"蜚"即"飞"，吴崑认为："害与阖同。蜚，蠢动也。"张介宾认为："蜚，古飞字，飞扬。"高士宗认为："害即阖。蜚犹开也。"丹波元简在分析上下文之后指出："诸注皆未允。盖害、盍、阖，古通用。"又指出："蜚，音扉。害蜚，即是阖扉，门扇之谓。"从语音上看，"害"与"阖"同声纽（匣纽），同为入声韵（害，月部。阖，叶部），可通用。"蜚"与"扉"同音（皆并纽微部），可通用。可贵的是，元简还引用了《尔雅·释宫》《说文》等文献。丹波氏对"害蜚"及"枢儒""害肩""关蛰"等一组词的解释，发前人所未发，做出了贡献。

[革] 《素问·脉要精微论》云："浑浑革至如涌泉。"张介宾注："革至，如皮革之坚硬也。"张志聪认为："革至，扃易于平常也。"高士宗认为此句"应指杂还之意"。丹波元简指出"革"音亟，急也。并引证《集韵》

《礼·檀弓》（"夫子之病革矣"）的解释与例句。从语言上看，"革"与"急"同为见纽、入声韵（"革"为职部，"急"为辑部），主要元音相近，可通转（此句中"浑浑"当为"滚滚"的通假）。

[畜门] 《灵枢·营气篇》云："究于畜门。"丹波元简指出，畜门者，鼻孔中通于脑之门户，畜，嗅同。以鼻吸气。元简还从语音上考释（嗅，许救切），畜、嗅，皆为晓纽，韵部可对转（畜为觉部，嗅为幽部）。

[魄门] 《素问·五脏别论》等篇中有"魄门"一词，元简指出："魄，粕通。"否定了王冰的说法。还引用《庄子·天道篇》之"古人之糟粕已夫"。《音义》之司马云：烂食曰魄。一云：糟烂为魄。本又作粕。盖肛门传送糟粕，故曰魄门。元简从声音上找出了名物命名的来源。

[循掘决冲] 《灵枢·逆顺肥瘦篇》有"临深决水，不用功力……循掘决冲"一句。"循掘决冲"四字许多注本避而不释，或随文敷衍。丹波元简根据上下文义指出，"掘"当为"窟"，并引用《国语·秦策一》的例句为证（掘即窟，古字通）。从语言上看，"掘"与"窟"韵部相同（同为物部），同属牙音（掘，群纽。窟，溪纽）。从文义看，这四字是一个联合词组，分别由两个动宾词组构成，"循"和"决"为动词，"掘"和"冲"为名词。

[露风] 《素问·生气通天论》云："因于露风，乃生寒热。"王冰、张介宾认为"露"为裸露。张志聪认为"露"为阴邪。元简未置可否，元坚博览群书，又以医理为依据，认为："露，疲惫之义""露，羸也。"并引用《左传·昭公元年》杜预注为证，尤其是引用了乾嘉学派代表王念孙的《经义述闻》："露、羸，一声之转。"元坚之所以得出这个结论，除了从语言上看出两个字的关系外（同为来纽，韵部可通转），更重要的是对医理的独特见解。

[解] 《素问·平人气象论》等篇中有"解"一词，丹波元简认为："盖解即懈惰，懈倦之谓。"此说精当之极。

3. 对虚词的解释

中医古籍词汇中有很多文言虚词的意义较为特殊，前代注家大多未加注释或误释，这与其小学功底不够扎实有一定的关系。丹波氏得力于师承、家传，在对虚词的训释方面有独到之处。

[之] 一般作代词和结构助词，但在下面句子中却有特殊用法。

《素问·阴阳应象大论》云："壮火之气衰，少火之气壮。""之"如按"的"解，于义不安。丹波元坚认为"之"为"则"义，肯定了海保元备说，并引用《诗·黍离》郑笺的例子。"之"作"则"解，全句焕然冰释。

《素问·移精变气论》云："草苏草荄之枝，本末为助。"草苏，即草叶；草荄，即草根。如把"之"释为"的"，显然不通。元坚解释："草荄之枝犹言草荄与枝。之字，古有与义。"元坚还引证了王引之《经传释词》。

《素问·调经论》云："动气候时。"《太素》作"动无后时之。"此"之"字，元坚指出是"助语辞"，无义。

[而、如] 丹波父子指出了不少"而"与"如"相通的例子。

《素问·诊要经终论》云："眠而有见。"元简认为："而、如古通。如《诗·小雅》：垂带而厉。笺云：而，如。《春秋》：星陨如雨。是也。不必改字。"

《素问·调经论》云："如利其户。"元简说："如，而同。下文'如利其略'之'如'亦同，诸家措而不辞，何诸？"

"而"与"如"古音相近，皆为日纽，"而"为之部，"如"为鱼部，旁转，故可通假。

尽管丹波父子在医籍训诂中也有一些错误，但贡献是巨大的，值得我们借鉴。

丹波父子以中国训诂著作尤其是清儒段玉裁、王念孙、王引之的著作为依据，以同时代的文献材料为佐证，并紧密结合自己对医理的理解及临床体会，对古医籍进行训释整理。在训诂方法上，不拘泥文字形体，反对望文生义，注重因声求义法、据文证义法。

由此可得出结论：中国文化（尤其是清代朴学）对丹波父子产生了直接的、巨大的影响；中国文化的思维方式、学术方法及朴学成就被丹波父子全盘吸收并娴熟、自由地加以运用；在中国文化的作用与受益下，丹波父子在医籍训诂考据方面取得了接近甚至超过中国儒医的成就。

第二章　丹波父子医籍训诂的特点

丹波父子对中国医籍的研究，致力于训诂、考证之上，涉猎范围广泛，对所论及的经典医著多有发明。如阐释《内经》的有《素问识》《素问绍识》《灵枢识》；阐释《难经》的有《难经疏证》；阐释《伤寒论》的有《伤寒论辑义》《伤寒论述义》；阐释《金匮玉函》的有《金匮玉函要略辑义》《金匮玉函要略述义》。

这些著作举凡作者认为有必要阐释的例句、例词，一应录出，然后广采博引，从历代诸家注解中择其可取者，注于句下，并加上简要评介，对诸说相去甚远者，孰是孰非，或舍或从做出决断，有时附有"简按""坚按""先兄云"（指元胤注）。这些按语或解释古辞僻语，或纠正衍文错字，或阐释不易理解的经文，均深入浅出，正误分明，从舍可辨。有不少观点发先人之未发，精当可信，为后世医家所采纳。

丹波氏精研小学，其对医籍训诂的具体实践主要体现在这些按语上。纵观丹波父子对诸医书的训释，可以看出有以下几个特点。

一、以各医家注释为判断基础

广采博引，汇集各家之说，结合自己对医理的体会及临床实践，凭扎实的小学、考据学知识，对诸注进行比较分析，然后作出判断，捋别正误，衡定是非。

丹波元简在《素问识·序》中说："专主王太仆次注，矻矻菲枕，十余

年矣。然间有于经旨未惬当者，又有措而不及注释者，虽经嘉祐阁臣之校补，犹未能精备焉，于是采择马莳、吴崑、张介宾等诸家之说，更依朱氏之言，参之于经传百民之书，以补其遗漏、正其纰缪。"丹波元坚在《素问绍识·序》中说："杨上善《太素》经注，世久失传，顷年出自仁和寺文库，经文异同，与杨氏所解虽不逮启玄之核，然其可据以补阙订误，出新校正所援之外者颇多，则不得不采择以赓续……近日张宛邻琦著有《素问释义》一编……间有可取。他如尤在泾等数家之说，或有原识之未及引用者，更有一二亲知寄赠所得者，俱未可全没其善也。"综观两《识》，列举《素问》注家近几十家，主要有"王注"（唐·王冰）、"马云"（明·马莳《内经素问注证发微》）、"吴云"（明·吴崑《素问注》）、"张云"（明·张介宾《类经》）、"志云"（清·张志聪《素问集注》）、"高云"（清·高士宗《素问直解》）及"杨曰"（隋·杨上善《太素》）等。

《灵枢识》为丹波元简所作，主要汇集的注家有"马云"（马莳《内经灵枢注证发微》）、"张云"（张介宾《类经》）、"志云"（张志聪《灵枢集注》）、"汪云"（汪昂《素问灵枢类纂约注》）等。

《难经疏证》为丹波元胤所作，主要汇集的注家有吕博（三国吴·吕博《众难经》）、杨玄操（唐·杨玄操《黄帝八十一难经注》）、丁德用（北宋·丁德用《难经补注》）、虞庶（北宋·虞庶《注难经》）、谢复古（宋·谢复古《难经注》）、周与权（宋·周与权《难经辨正释疑》）、滑寿（元·滑寿《难经本义》）、纪天锡（金·纪天锡《集注难经》）、徐述（明·徐述《难经补注》）等。

元简在《伤寒论辑义·序》中说："于是公私应酬之暇，陈所储蓄，逐条历考，旁及他书，广求密搜，沉思默想。窃原许氏之旨，而期阐发其隐奥，临证以辨疑，处方得精当而已。"《伤寒论述义·跋》引丹波元坚说："然为之有，必也博征诸载籍，多验诸疾病之实，荟萃诸本经，优柔厌饫，浸润涵泳，真积力久，始足以应变无穷焉。"两书选辑注家三十余家，主要有成

（金·成无己《注解伤寒论》）、赵（明·赵开美《宋本伤寒论》）、宸（清·沈亮宸《仲景全书》引）、张（清·张兼善《仲景全书》引）、王（明·王宇泰《伤寒准绳》）、方（明·方有执《伤寒条辨》）、喻（清·喻昌《伤寒尚论篇》）、徐（清·徐彬《伤寒原方发明》）、程（清·程应旄《伤寒后条辨》）、钱（清·钱潢《伤寒溯源集》）、柯（清·柯琴《伤寒论注》）、周（清·周扬俊《伤寒三注》）、张（清·张璐《伤寒缵论》）、志（清·张志聪《伤寒论集注》）、印（张志聪《伤寒宗印》）、锡（清·张锡驹《伤寒直解》）、魏（清·魏荔彤《伤寒论本义》）、三（清·王三阳《伤寒纲目》）、汪（清·汪琥《伤寒辨注》）、闵（清·闵芝庆《伤寒阐要编》）、林（清·林澜《医宗金鉴》引）、沈（清·沈明宗《医宗金鉴》引）、郑（清·郑重光《医宗金鉴》引）、知（清·程知《医宗金鉴》引）、驹（清·吴人驹《医宗金鉴》引）、鉴（清·吴谦《医宗金鉴》）、吴（清·吴仪洛《伤寒分经》）、舒（清·舒诏《再重订伤寒论集注》）等。

丹波元简的《金匮玉函要略辑义》和丹波元坚的《金匮玉函要略述义》主要汇集注家有徐彬（清·徐彬《金匮要略论注》）、程林（清·程林《金匮要略直解》）、沈明宗（清·沈明宗《金匮要略编注》）、魏荔彤（清·魏荔彤《金匮要略本义》）、尤怡（清·尤怡《金匮要略心典》）、吴谦（清·吴谦《医宗金鉴》）、朱光被（清·朱光被《金匮要略正义》）、周扬俊（清·周扬俊《金匮要略补注》）、赵良仁（明·赵良仁《金匮方论衍义》）等。

丹波氏著述的形式主要有三类。

1. 先列举各家之注，然后加按语，在按语中判别正误，提出自己观点。如《素问识·皮部论》云："阳阴之阳，名曰害蜚。""马云：物之飞者，尤为属阳也。吴云：害与阖同。蜚，蠢动也。张云：蜚，古飞字，蜚者，飞扬也。高云：蜚，犹开也。简按：诸注未允，盖害、盍、阖，古通用。害蜚，即阖扉，门扇之谓。"这种形式最为常见。

2. 径直列出按语，在按语中举出诸家注释。在每一家注释下指出其正误。如《素问识·阴阳别论》对"辟阴"的解释："简按：王注辟并，乃辟读为僻。僻，偏也。张云：辟，放辟也。此说似是。马云：乘所不胜，阴以侮阴，谓之辟阴。吴云：辟，邪辟也。此解亦未允。"这种形式不在少数。

3. 如只列一家之说，或列举后再加评论，或只列该家说法而不加评论，就说明同意该说。如《素问绍识·风论篇》之"焦绝"："杨曰：焦，执也。绝，不通也。言热不通也。坚按义不了。""皏然"："杨曰：皏，普幸反，白色薄也。"这种形式最少。

二、以训诂学著作和清儒段、王之说为立论依据

丹波父子熟习小学，精通训诂学著作，在对医籍的阐述中往往能娴熟地加以运用，使得结论信而有证。

丹波元简广泛运用《说文》《尔雅》《释名》《一切经音义》《声类》《广韵》《广雅》等著作。如《素问识·病能论篇》："痈气之息。"简按："《说文》：息，寄肉也。徐锴曰：息者，身外生之也。《方言》作瘜。"

《素问识·奇病论篇》："白垒"简按："垒，蔂通。不必改。《尔雅》诸虑、山櫐。郭注云：今江东呼櫐为藤，似葛而粗大。《广雅》云：蔂，藤也。《一切经音义》引《集训》云：藤，蔂也。蔂，谓草之有枝条蔓延，如葛之属也。"

《素问识·刺要论篇》"毫毛腠理"简按："《文选·西京赋》注引《声类》及《广韵》云：毫，长毛也。"

《灵枢识·邪气脏腑病形篇》："心下澹澹，恐人将捕之。"简按："澹，憺同。憺，《集韵》动也。"

《灵枢识·本神篇》："因思而远慕谓之虑。"《说文》虑，谋思也。《大学》朱注："处事精详也。"

元坚除了引用《说文》《尔雅》等外，主要吸收清儒成就，博引清儒著作，尤重段、王。正如他在《素问绍识·序》中所言："乾隆以来，学者专治小学，如段若膺、阮伯元、王伯申诸人。其所辑著，可藉以证明经义者，往往有之，亦宜摘录以补原识者矣。"

《素问绍识·生气通天论》："因于风露，乃生寒热。"坚按："露，羸也。引王念孙谓：露为疲惫之义。露、羸一声之转。"

《素问绍识·移精变气论》："祝由。"坚按："方以智《通雅》曰：由，《内经》有祝由说。又禂，祝禂也，即祝。段玉裁《说文注》曰：惠氏士奇曰：祝由即祝禂也。段玉裁按《玉篇》曰：古文作䄾，此说似是。"

《素问绍识·玉版论要篇》："道之至数。"坚按："《管子》注：数，理也。《老子》注：数，谓理数也。更宜考《经籍纂诂》。"

三、以同时代的文史著作作为文献佐证

丹波父子受清儒朴学影响，具有严谨的学风，不凿空臆断。凡立一言，必有文献佐证。其引用文献又不盲目乱引，而是选择同时代的著作，这样对词义的解释方能不发生因时代不同而引起的错误。

汉语的词汇具有多义性，多义词的义项往往随着时代的发展而逐渐增加。一般来说，词的原始意都是单一的，随着社会的发展，本义逐渐引申，有了引申义，成了多义词。

对词语的解释需考虑该词运用的时代，词义的佐证也必须在同时代的文献中去寻找，既不能用已经出现的词义解释尚未出现的词义，又不能用原始意义解释已经出现的意义。

《黄帝内经》成书年代至今尚未定论，但从其运用的语言看，应是先秦两汉时期的。丹波父子在《素问识》《素问绍识》《灵枢识》中注重引用该时期的文献材料，使阐释、立论切实可信。

如《素问识·上古天真论》："以酒为浆。"浆，水也。简按："《周礼》有浆人。《孟子》箪食壶浆。《汉书·鲍宣传》浆酒霍肉。《张衡·思玄赋》斟白水为浆。《孝子传》挈义浆以给过客。皆其证也。"其引用同时代著作五个例子证明"浆"为水义。

《素问识·奇病论篇》："重身。"简按："《诗·大雅》大任有身。毛传身，重也。笺谓怀孕也。"引用《诗》及毛传、郑笺，证明"重身"即怀孕。

《素问识·阴阳应象大论》："烦冤。"简按："《楚辞》蹇蹇之烦冤。王逸注：冤，屈也。"引用《楚辞》王注，证明"冤"为屈义。

《素问识·五脏生成篇》："草兹。"简按："《尔雅·释器》蓐谓之兹。郭注：《公羊传》曰：属负兹。兹者，蓐草也。《史记·仓公传》：望之杀然黄，察之如死青之兹。俱可以确志聪之解耳。马王诸家，以滋释之果然，则岂枯泽之色乎？并不可从。"引《尔雅》《公羊传》《史记·仓公传》证明"兹"为蓐席义。

《素问绍识·症论篇》："横连募原。"坚按："横连二字，诸家无解，盖膈募横遮，故邪之客亦横连其位也。又按《尧典》光被四表。《汉书》作横被四表。《戴东原文集》有说曰：《乐记》钟声铿，铿以立号，号以立横。横以立武。郑注曰：横，充也。谓气作充满也。祭义曰：溥之而横乎四海。孔子间居曰：以横于天下。注曰：横，充也。根此，横连之横，恐亦充满之义。存考。"引《尧典》《汉书》《乐记》等证明"横"为充满之义。

《素问绍识·宝命全形论篇》："神无营于众物。"坚按："营，王以外为解，恐非。《吕览尊师篇》：凡学必务进业，心则无营。注：营，惑。《淮南·精神训》：而物无能营。注：营，惑也。一曰乱。《荀子·宥坐》：言谈足以饰邪营众。注：营，读为荧。据此，言下针之际，能一其神。不敢惑与他务。即无左右视之义。王引之《经义述闻》：《周易》'不可荣以禄'条，宜参。"引用《吕览》《荀子》《周易》证明"营"为惑乱义。

对《内经》词义的训诂，丹波氏注意从同时期的文献材料中发掘义项，因而其训诂往往允当可靠。对其他医书的训释也都保持了这个特点。

四、以因声求义和据文证义为主要训诂方法

训诂学探求、证实、训释词义通常有三种方法，即以形求义法、因声求义法和据文证义法。

以形求义法是训诂学最早提出和运用的方法。因为汉语的书面语言是用汉字记录的，汉字是表意文字，是按照字义来绘形的，故字形和字义往往有直接联系，完全撇开字形去研究词义几乎是做不到的。以形求义求的是词的本义。丹波氏在解释词的本义时，一般采用《说文解字》进行训释。如：

《素问识·阴阳别论》对"欠"的解释，简按："《说文》：欠，张口气悟也。象气从儿，上出之形。"

《素问识·阴阳别论》："'阴阳结斜'《说文》纠，绳三合也。从系丩。《说文》又曰丩，相纠缭也。一曰瓜瓠结丩起。结纠与结丩同。"

运用以形求义的方法，必须符合三个条件：①须是本义。②须是本字。③须是笔义。在古代文献中（包括医籍文献），完全具备这三个条件的用字是比较少的，因而以形求义法的运用就会受到一定的限制。丹波氏能慎重运用这个方法，除了解说本义外，一般不望文生义。

训诂的三个方法中，丹波氏用得最广泛的是因声求义法和据文证义法。这是符合汉字和汉语发展规律和实际的。

第三章　丹波父子医籍训诂的方法

以语言解释语言的训诂学着重研究、探索由本义、引申义、假借义组成的"词义系统"。

按传统说法，训诂的方法有代言、互训、递训、同训、反训、通训、义界、形训、声训等。概而言之，有三种方法，即义训、形训、声训。形训即因形求义法，声训即因声求义法，义训即据文证义法、比较互证法。前两者是通过词形探求词义，后者是从词义所处的语境、从词义本身的规律探求词义。

丹波父子在对医籍的训诂中，成功地运用了这三种方法，尤其是运用因声求义法和据文证义法，成为其训诂的一个重要特点。

一、因声求义法（声训）

文字是记录语言的符号。目前世界上的文字大体可分为表音文字和表意文字两种。汉字是表意文字，用象征性符号（字形）表示词或词素，字形和字义之间有一定的联系，因而产生了因形求义的训诂方法。表意文字是不直接或不单纯表示语音的，但却有表音的趋势。汉字也是如此，现代汉字有不少表音的符号（声符），仅凭形训是远远不够的。

在将形和义的联系绝对化以后，字形反而成了一种障碍。因为文字是语言的书写符号，汉字的音与义是来自汉语的，汉字的形是人为加给语言的，因而受语言发展规律制约的是语音与语义。字形除了受语言的影响外，还有不受语言制约的本身发展规律。语义的发展变化从本质上依托的是声音而不是字形。如不分析字与词的差异、形与义的关系，只是简单地、绝对地运用"以形求义"法，就会犯望形生训的毛病。故此，从汉代起，训诂学家就注意到声音这个重要因素。即使是以形训为主的《说文解字》，也保留了大量语言材料。《释名》《方言》等则更是大量运用声训。到了清代乾嘉时期，因声求义作为训诂的重要方法，已经系统化、理论化。

丹波父子深受乾嘉之学影响，加上有深厚的音韵学功底，故在运用因声求义方法时，能得心应手、运用自如。

因声求义法有两个主要作用：一是求语源；二是明通假。

1. 求语源

所谓求语源，就是把不同形体的同源词（即音义相近或相同的词）贯通起来，寻求词义由引申至分化的线索，也包括探求名物的来源。它可以用因声求义的方法去寻求。因丹波父子的著作只是出于训释医籍词义的目的，因而没有明确地、有意识地贯通同源词，探求语源。不过从大量的声训材料上稍加分析，就不难看出有同源关系的词。

用现代语言学的观点，可知分别字是同源字，有同源关系。所谓分别字就是为了分别于本义，而在原字的基础上加上义符而形成的今字（在时间上有先后之分）。丹波著作中的分别字举例如下。

《素问识·上古大真论》："皆度百岁。"简按："度与渡通，过也。"

《素问识·上古天真论》："真牙。"简按："真与齻通。"

《素问识·生气通天论》："喘满。"简按："盖满读为㒘也。"

《素问识·平人气象论》等篇"解"，简按："盖解即懈惰，懈倦之谓。"

《灵枢识·邪气脏腑病形篇》："为臭。"简按："臭，齅同。《说文》以鼻就臭也。亦作嗅。"

《灵枢识·邪气脏腑病形篇》："耳鸣颠疾。"简按："《甲乙》颠作癫。

颠、癫、瘨，三字并通。"

《灵枢识·官针篇》："远道刺。"简按："道，导同。"

《灵枢识·官针篇》："诸经荥输藏腧。"简按："输、腧、俞三字皆通用。"

《素问绍识·骨空论》："或骨空。"坚按："《说文》或即域本字。"

这些字两两构成古今字，其中古字即原字，今字即分别字。对这类字，丹波氏没有直接指出是同源字。

2. 明通假

明通假是因声求义的一个重要作用。通假字是指形体和意义本来不相同，由于读音相同或相近，甲字被借作了乙字。其中被借的字（甲字）叫本字，借字（乙字）叫通假字或借字。

古医籍中有大量的通假字。造成通假字的原因，一是因为书写错误，写字的人因受同音或音近的影响，错把甲字当乙字；一是因为后人有意仿古，故意写通假字。

通假字不同于假借字。通假是"本有其字"，即甲字和乙字产生了，而互相通用。假借是"本无其字"，从一开始就借用了另一个字，即只有甲字而没有乙字，乙字写成了甲字。

通假字和假借字给阅读带来了很大困难，如果不明其本字，而按借字的意义取去解释，势必发生错误。如《素问·阴阳印象大论》："能冬不能夏，能夏不能冬。"其中"能"，如按"熊类猛兽"或"能够"去解释，显然不通。"能"（读 nài），借作"耐"，本字是"耐"。假借字因本无其字，一开始就借了另一个字，因而这个字的本来意义反而被废弃。虚词往往都是假借字。如"而"本义是颊毛（络腮胡子），"我"本义是一种兵器（一说锯类工具）。"其"本义为畚箕。这些本义往往不为人所知，而其用着虚词的假借义至今仍为人所用。

假借字与通假字比较，后者较难判别。这是因为假借字形成比较早，用法比较固定；通假字则没有固定模式，只要声音相同或相近的字，原则上都可以借用，因而给阅读带来的困难更大一些。

辨别通假字必须具备两个基本条件：一是语音上要相同或相近，二是要有一定的文献依据。这就要求人们既要有扎实的音韵学知识，又必须博览群书，掌握大量的文献材料。

丹波父子恰恰做到了这两点。他们有深厚扎实的小学基础，又博览经、史、子、集，因而在注释医籍时，能娴熟地运用音韵学知识，拨开字形迷雾，指出许多通假字的本字，为后人阅读古医籍扫清了许多字形障碍，且基本上做到每立一字，皆引用文献依据，因而可信度较高。以下举例并加分析。

《素问·皮部论》有一段话："阳阴之阳，名曰害蜚……少阳之阳，名为枢持……太阳之阳，名曰关枢……少阴之阴，名曰枢儒……心主之阴，名曰害肩……太阴之阴，名曰关蛰。"其中"害蜚""枢持""关枢""枢儒""害肩""关蛰"很难理解，众说纷纭，莫衷一是。

害蜚：马莳认为："蜚"即"飞"。吴崑认为："害与阖同。蜚，蠢动也。"张介宾认为："蜚，古飞字，飞扬。"高士宗认为："害即阖，蜚犹开也。"元简按："诸注皆未允。盖害、盍、阖，古通用。《尔雅·释宫》：阖，谓之扉。疏：阖，扇也。《说文》曰：阖，门扇也。一曰：闭也。蜚，音扉。害蜚，即是阖扉，门扇之谓。"害，匣纽月部。阖，匣纽叶部，声纽相同，同为入声韵，可通转。

枢持：吴崑认为："枢是枢轴。持，把持也。"张介宾认为："枢，枢机也。持，主持也。少阳居三阳表里之间，如枢之运，而持其出入之机，故曰枢持。"简按："据《甲乙》枢持即枢轴。"元简引用了《诗·小雅》《淮南子·说林训》的例证。持，定纽之部。轴，定纽觉部。声纽相同，韵部可通转。

关枢：马莳认为："关者，阖也。"吴崑认为："关，固卫也。少阳为枢。转布阳气，太阳则约束而固卫其转布之阳，故曰'关枢'。"高士宗认为：

"关，犹系也。枢持始开，开之系于枢也。"简按："《老子》：善闭者无关楗，而不可开。《说文》：关，以横木持门户也。由是观之。关，无开之义。吴注为长。"这里尽管不是说通假，却在引证《老子》《说文》的基础上，依据特定的语言环境，正确训释了词义。

枢儒：吴崑认为："儒当作腝，枢儒者，枢机于腝内也。"张介宾引《说文》："儒，柔也，顺也。少阴为三阴开阖之枢，而阴气柔顺，故名曰枢儒。"高士宗认为："儒，犹区也。"简按："诸注亦未允。儒，新校正引《甲乙》作檽，似是。《尔雅》檽，谓之窫。注：即栌也。疏，谓斗拱也。《仓颉篇》云：栌拱，柱上木也。柱上承斗之曲木也。"儒通檽，它们有共同的声符（需），两字皆日纽，韵部（儒为候部，檽为元部）通转。且有文献依据，故元简说为是。

害肩：马莳认为："肩，重也。"吴崑认为："害，阖同。"张介宾认为："肩，任也，载也。"高士宗认为："肩，犹任也。"简按："诸注亦未允。盖肩，楄同，枅也。《说文》枅，屋栌也。徐锴云：柱上横木承栋者，横之似笄也。《说文》又曰：关，门楄栌也。《尔雅·释宫》曰：关，谓之槏。注：柱上楣也，又名枅。疏：柱上方木，是也。《集韵》枅，或作楄。阖楄者，谓阖扉上容枢之枅欤？"肩、楄、枅都是见纽元部，同音，可通假。

关蛰：吴崑认为："关，封也。蛰，蛰虫也。"张介宾认为："关者，固于外。蛰者，伏于中，阴主藏而太阴卫之，故曰关蛰。"高士宗认为："蛰，犹藏也。藏而后开，开之关于蛰也。"简按："诸注亦未见。《甲乙》蛰作执。盖蛰是槷之讹。槷，阒同。乃门中橛也。关槷者，取义于门中之橛，左右之扉所合处欤？"元简还引用了《谷梁传·昭公八年》："以葛覆质以为槷。范宁注：槷，门中臬。《释文》：槷，门橛也。《尔雅》橛，谓之阒。《周礼·考工记》郑注：阒，古文作槷。"

对这一组词的训释，元简是做出了贡献的。他运用扎实的音韵学知识，指出通假字的本字。他认为："害蜚、枢持、关枢之类，为三阳三阴之称者，不过借以见神机枢转之义，亦宜无深意焉。"从这一点出发，他把这一组词训释为名词性的联合词组，而不认为是动宾词组是有道理的。

害蜚、枢持、关枢、枢儒、害肩、关蜚六个名词，各家注释有的根据《阴阳离合论》"开""阖""枢"的说法，有的单从文义上考证，结果众说纷纭，莫衷一是。我们认为，本篇主要是用以分析阴阳经络的代名词，与《阴阳类论》"三阳为父，二阳为卫，一阳为纪；三阴为母，二阴为雌，一阴为独使"之义相似。

《素问识·保命全形论》："伏如横弩，起如发机。"简按："杜思敬《拔萃方》引经文作横弩。《孙子·兵势篇》：势如彍弩。《说文》：彍，弩满也。知是横彍通用。吴云：横，不正也。误。"横、彍同为阳部、匣纽，同音通假。

《素问识·脉要精微论》："浑浑革至如涌泉。"张介宾注："革至，如皮革之坚硬也。"张志聪认为："革至，卨易于平常也。"高士宗认为此句"应指杂还之意"。简按："《文选·七发》：浑浑，波相随貌。革，《集韵》音殛，急也。《礼·檀弓》：夫子之病革矣。《甲乙》《脉经》：乍绰绰，义相乖。"革，见纽职部。急，见纽缉部。缉、职同为入声，主要元音相近，可通转。此句中"浑浑"当为"滚滚"的通假字，形容声势浩大。革，作皮革解，显然有误。

《素问识·痹论篇》："经络时疏，故不通。"简按："诸注并依《甲乙》，通作痛，今从之。"这一点其后中国的于鬯在《香草续校书》中指出："按通读作痛。痛通并谐甬声，故得假借。《甲乙经·阴受病发痹篇》作痛，正字也。此作通，假字也。不省通为假字，则既言'疏'，又言不通，义皆反矣。《素问》假字于此最显，注家多不明其例，盖医工能习六书者其少也。"

《素问识·痹论篇》："肓膜。"简按："《扁鹊传》搦荒，《说苑》作肓莫，即肓膜也。"

《素问识·玉版论要篇》："容色见上下左右，各在其要。"高士宗云："在，察也。"简按："在，察也。见《尔雅·释诂》。"在，从纽之部。察，初纽月部。如依黄侃先生十九纽说，同属齿音，同为从纽。

《灵枢识·营气篇》："究于畜门。"简按："畜门者，鼻孔中通于脑之门户。"畜、嗅同，以鼻吸气，亦作齅。嗅，并许救切。畜，晓纽觉部。嗅、臭，晓纽幽部。声纽相同，幽觉对转。

《素问识·奇病论篇》："有癃者。"简按："淋，故谓之癃，名称不同也。癃者，罢也。淋者，滴也。今名虽俗，于义为得。此说非是。戴侗《六书故》曰：淋、癃，实一声也。汉殇帝讳淋，故改癃为（癏），改隆虑县为林虑县，盖《内经》《本草经》皆用癃字，作淋皆后人所改。"指出了淋、隆实一声之转，这个见解是很有见地的。

《素问识·脉要精微论》："偻附。"简按："附读为俯，为是。"元简引证了《左传·昭公七年》："正考父一命而偻，再命而伛，三命而俯。杜注：俯共于伛，伛共于偻，又同。《说文》：附病也。《广雅》：短也。"俯，帮纽候部。附，并纽候部。韵部相同，声纽同类（唇音）。从词义上看，"偻附"是一个并列结构的词组，"偻"为伛偻义，"附"当为"俯"（俯伛），方得解。

《素问识·征四失论》："从容之葆。"王冰训"葆"为平。马莳认为："葆"通"保"。吴崑认为："草木丛生谓葆。"张介宾认为："葆，韬藏也。"张志聪认为："葆，宝同。"孰是孰非。元简认为："志注有所据。"并引《史记·留侯世家》"珍宝"字作"珍葆"，否定了王注、马注、吴注、张注。从语言上看"葆"与"保""宝"皆音同，到底与谁通假，就要看上下文。统览全文，"葆"与"宝"通。

《素问识·脉要精微论》："虚静为保。"简按："《甲乙》作'宝'。盖保、葆、宝，古通用。《史记·留侯世家》：见谷城山下黄石，取而葆之。注：《史记》'珍宝'字借作'葆'。"此亦言"保"与"宝"通。

《素问识·五脏别论》："魄门。"简按："魄，粕通。《庄子·天道篇》古人之糟粕已夫。《音义》司马云：烂食曰魄。一云：糟烂为魄。本又作粕。盖肛门传送糟粕，故曰魄门。王注恐凿矣。"魄、粕皆滂纽铎部，同音。言魄为粕，是从声音上找出了名物的来源。

《灵枢识·逆顺肥瘦篇》："临深决水，不用功力……循掘决冲。""循掘决冲"四字许多注本避而不释，或随文敷衍。元简认为，掘、窟通。《国语》注：掘即窟，古字通。从语音上分析，"掘"群纽物部。"窟"溪纽物部。韵部相同，声纽同属牙音。从文义看，"循掘决冲"是一个联合词组，分别由两个动宾词组构成，"循"和"决"同为动词，"掘"和"冲"同为名词，故"掘"当为"窟"的借字。尤为可贵的是引用《国策·秦策一》的例子作为佐证。

元坚秉承父训，在因声求义法的运用上较其父有过之而无不及，且多处纠正其父讹误，补充其父不足。

《素问绍识·生气通天论》："因于露风，乃生寒热。"对"露"的解释众说纷纭。王冰、张介宾认为"露"为裸露。张志聪认为"露"为阴邪。元简未置可否，只说："张注与王意稍同。"元坚博览群书，认为"露，疲惫之义"。"露，赢也"。他引用《左传·昭公元年》："于是乎节宣其气，勿使有壅闭湫底以露其体。"杜注曰：湫，集也。底，滞也。露，赢也。又引用王念孙《经义述闻》：露，赢一声之转。从语音上分析，露为来纽铎部，赢为来纽歌部，声纽相同，韵部通转，故此说可信。从意义上分析，"风犹风乎舞雩之风，言劳役疲惫之人，有喜乘风凉，则邪气留客，留连不解，遂成风劳也"。

确定是否为通假字，必须通览上下文，观察具体语言环境。如旬和均（钧）通假，段玉裁在《说文注》中已提及。《素问·平人气象论》："喘喘累累如钩。"《太素》钩作旬。杨曰:"旬,平也。手下坚实而平,此为石脉之形,故曰平也。"元坚不同意此说,认为:"古旬匀多通用,故杨以旬为平均之义,然于喘喘累累,殊未亲切。仍考《太素》旬字即是钧字。如钩,盖如钩讹。"而《素问·调经论篇》云"阴阳匀平"。《太素》匀作旬。元坚则认为《太素》的"旬"与"匀"通训,同义说为确。

元坚还运用声训,探求名物的来源。如《素问·刺腰病篇》云:"飞阳之脉。"对"飞阳"的解释,众说纷纭。马莳、吴崑、张介宾认为:"本足太阳经穴名也。此穴为足太阳之络,别走少阴。"高士宗认为:"飞阳,阴维之脉也。"元简按:"高、志仍王注。盖此指足厥阴蠡沟穴。"都没有说明"飞阳"的来源。元坚引用其兄元胤说,按:"飞阳即腓阳,而腓肥古相通。盖足太阳之脉,别下贯踹内者,故云腓阳之脉。"他还引用《文选·思玄赋》、曹子建《七启》作"飞遁",《易·咸》"咸其腓凶。"《释文》荀爽作"肥"的例子加以证明。

对于前人(包括元简)已经认识的通假字,但文献佐证不足者,元坚则博引旁征,令其可信。

《素问·著至教论》:"疑于二皇。"王冰注:"公欲其经法明著,通于神农,使后世见之疑是二皇并行之教。"训"疑"为"疑惑",不确。马莳、吴崑、张介宾、高士宗并据全本"疑"作"拟",是对的。拟、疑,双声叠韵,可通假,但他们都没有举出文献佐证。元坚引其兄元胤说,列举《汉书·公孙弘传》:"管仲相齐有三归,侈拟于君。"注:"拟,疑也,言相似也。"又《王嘉传赞》:"董贤之爱,疑于亲戚。"师古曰:"疑读曰拟。拟,比也。"

《素问·举痛论》:"喘动应手。"简按:"喘,或是与蝡通。蝡,音软。《说文》动也。"元坚则举了大量例证:"《广雅》:揣,端动也。《疏证》《释训》云揣,抏摇捎也。揣抏之转作喘软。《庄子·胠箧》:喘软之虫。崔(课)注云:动虫也。一云无足虫。此说足以证喘蝡之相通。揣、喘、蝡并同韵。"

辨认通假字的本字，是一个十分重要而又相当艰巨的工作，不但要有声韵学知识，而且还要博览群书，找出文献依据。但仅具备这两点还不够，关键还在于理解上下文，根据具体语言环境来确定通假是否成立。

二、据文证义法（义训）

据文证义法是根据上下文——具体语言环境来推求词义的方法。一个多义词，当它置身于一定语言环境时，其意义就是单一的，或者是用本义，或者是用某一个引申义或假借义。因而要判断该词在某一语境中的意义，就不能不考虑上下文的意义。因而据文证义法判断的意义理当是恰切的。

词义具有概括性和具体性相统一的特性。词义的概括性是指词义是同一民族对同一事物的共同认识，这就构成了一个词的概括意义（词典上所表述的意义常常是概括意义）。词义的具体性是指词在使用状态（特定语言环境）和运动过程（从本义到引申义，以及引申的方向、规律）中显示出来的具体意义。

据文证义是训释词语在使用状态中的具体意义，训诂学家（注释家）在训释时很少孤立和抽象地释解词义，而是十分注重句、段、章对词义的确定作用，注重专书、专门作者、特定体裁和特有写作意图所赋予某一古代文献用词的特点和习惯。

然而要判断某一词在某一语境中的意义又必须首先知道该词有哪几个义项。这就需要广泛阅读古籍，尤其是古代的字书、辞书及韵书（训诂专著）。

丹波父子继承中国训诂学家据文证义的经验和传统，大量吸收中国训诂学家由随文释义而积累的词义研究成果，不难看出丹波氏得益于所处的时代和文化背景。当时中国清儒对词义的研究已达到相当高的成就。清代以前的字书、辞书主要有《说文解字》（东汉·许慎）、《尔雅》（西汉学者）、《释名》（东汉·刘熙）、《方言》（西汉·杨雄）、《广雅》（三国·魏张揖）、《字林》（晋·吕忱）、《玉篇》（南朝·顾野王）、《切韵》（隋·陆法言）、《广韵》（宋·陈彭年）等。清代是训诂学鼎盛时期，训诂专著极为丰富，著名的有《说文解字注》（段玉裁）、《广雅疏证》（王念孙）、《助字辨略》（刘淇）、《读书杂志》（王念孙）、《经义述闻》（王引之）、《经籍纂诂》（阮元）、《经传释词》（王引之）、《古书疑义举例》（俞樾）等。丹波氏熟习这些训诂专著，尤其是清儒著作（重在段、王），所以，在运用据文证义法时就能够得心应手、左右逢源。

值得注意的是，据文证义法毕竟不是直接探求词义的方法。如果对某词的意义一无所知，无论怎么联系上下文，也很难准确地推出该词的意义。尽管如此，它仍不失为古籍训诂的一种极为重要、可行的方法。在已识词的诸个义项的前提下，运用此法，所得结论可信度无疑是相当高的。即使未知词的某个义项（并非一无所知），根据这种方法再参照其他方法（如因声求义法、因形求义法、比较互证法等）也是能够推测出该词的具体意义的。

丹波父子的著作常常使用"推他语例""以理推之""推前文例"之语，表示是在运用据文证义法推测词义。

《素问·征四失论》云："治数之道，从容之葆。"坚按："推他语例，'从容之葆'此'之'字是指事之词，言治数之道，从容安缓而能得之，故以为宝也。"所谓"他语例"，元坚列举了《脉要精微论》"持脉有道，虚静为保"、《疏五过论》"治病之道，气内为宝"、《九针十二原论》"持针之道，坚者为宝"、《营气篇》"营气之道，内谷为宝"、《四时气篇》"灸刺之道，何者为宝"等例子，说明"之"是"为"的意思，是"指事之词"（动词）。

《素问·平人气象论》云："胃之有毛曰秋病，毛甚曰今病……胃而有石曰冬病，石甚曰今病……软弱有石曰冬病，弱甚曰今病……毛而有弦曰春病，弦甚曰今病……石而有钩曰夏病,钩甚曰今病。"对这一段文字,元简解释:"推前文倒,弱甚曰今病,弱当作弦。弦甚曰今病,弦当作钩。钩甚曰今病,钩当作弱。"另"石而有钩曰夏病,推上文例,当是胃而有弱曰长夏病。"元简总结说:"软弱有石曰冬病以下,与春夏其例不同,盖错综其意,欲人彼此互推,知其由也,必文字讹误也。"这段文字既是考证,又是训诂,是据文证义法的具体运用。

有时丹波氏不明某义或没有找到文献依据,但根据上下文推测出有该义,则言"于文义为得。"

《素问·方盛衰论》云:"是以切阴不得阳,诊消亡;得阳不得阴,守学不湛。"张介宾认为:"湛,明也。"张志聪认为:"湛,甚也。"吴崑认为:"湛作知。"高士宗认为:"湛即谌,信也。"元简按:"湛训明,无所考,然于文义为得。"

元简在正确理解医理的前提下,运用据文证义法训释词义,尤其是词的特殊义项,或在前人诸注中肯定其正确者,或全面否定前注,提出自己的观点。

《素问·举痛论》之"炅",熊宗玄注:"烟出貌。"唐椿《原病集》云:"小热貌。"简按:"熊、唐并误。高云:炅,炯同,热也。《通雅》云:灵、素之炅,当与热同。此说为得。"

《素问·阴阳别论》云:"肾之脾谓之辟阴,死不治。"王冰注:僻,偏也。张介宾注:"辟,放辟也。"马莳注:"乘所不胜,阴以侮之,谓之辟阴。"吴崑注:"辟,邪辟也。"元简认为张介宾的观点似是。他是从文章上判定的,他认为:"土本制水,而水反侮脾,水无所畏,是谓辟阴。"

《素问·八正神明论篇》云:"用针之服,必有法则焉。"王冰注:"服,事也。"简按:"《诗·大雅》昭哉嗣服。毛传云:服,事也。王注本此。"元简肯定此说,并指出王注的出处,又与《官能篇》相参:"用针之服,必有法则。上视天光，下司八正，以避虚邪，而观百姓，审于虚实，无犯其邪。"

"服"此做"事"解，但当它处于不同语境时，其意义也不尽相同。如《素问·生气通天论》云："传精神服天气。""传"元坚认为当作"专"，言精神专一。"服"张志聪注为"餐服"，非是。元坚引其兄元胤说，认为"服，服膺之服"。即"佩服"义。元坚解释该句为"服天气清净之理也"。

可见一个词处于不同的语言环境，其意义受上下文的支配，可能相同，也可能不相同。

再如"易"有容易、变易、狂易等意义，还可与"溢"等通假。《素问·阴阳别论》云："痿易。"张介宾云："痿弱不支，左右相掉易也。"马莳云："左右变易为痿也。"简按："俱非也。易，是狂易之易，不知平常也。王注是。"

《素问·脉要精微论》云："易入肌皮肠胃之外。"滑寿云："易，当作溢。"元简肯定是说，并引《脉经》"易"作"溢"为证。

"息"本义为气息，从自（鼻）、心，引申为生长、休息等义。《素问·病能论》云："痈气之息。"王冰释为死肉，吴崑释为腐肉（改息为瘜），马莳释为顿息，张介宾释为停止。元简按："王、吴说无所考据。张注允当，今从之。"他认为："痈有气结，而留止不散者，治宜用针以开除其气，气行则痈愈矣。"

《素问·奇病论》之"息积"，元简按："《百病始生篇》云稽留不去，息而成积。据此则息谓生长。"并引《圣济总录》云："夫消息者，阴阳之更事也。今气聚胁下，息而不消，积而不散，故满逆为病。"元简认为，以"息而不消，积而不散"解息积之义，极是矣。

"遗"有遗留、亡失、赠送之义。《素问·热论篇》云："热病已愈，时有遗者，何也?"《活人书》注："遗，谓便不禁也。或云：遗，亡也，其人必利不禁也。"简按："此皆非是。余谓遗者，如以物遗人之遗，即司马云所谓积德以遗后人之遗，是也。言当少愈之时，邪气未尽去，胃气未尽复。肉食者，其后复病；多食者，其后遗病，将瘦而不得瘦矣。"

推测词义，可以从上下文的体例上着手，如《素问·上古天真论》云："将从上古。"张介宾说："将，随也。"元简同意此说，并引《汉书·郊祀歌》"九夷宾将"的"将"也作"随"解。上文是"辨列星辰""逆从阴阳"皆为动宾词组，"辨列""逆从"又皆为并列词组，此"将从"也当为并列词组，而不是"将要"义。

《灵枢识·本输篇》之"足少阳太脉之所将""故将两脏"二句的"将"，元简按："将，领也。"前句"所"字后面一般跟动词组成"所"字结构，"所"字结构具有名词性。后句"将两脏"构成动宾词组，"将"为动词，元简之说为得。

元坚补充和纠正了其父在《素问》的训诂，其判断正误的标准仍然是依据上下文义。

《素问·五脏别论》云："察其下适其脉。"对"适"字，元简未作解释，元坚按："适，犹调也。"即《平人气象论》平息以调之为法之义。

《素问·汤液醪醴论》云："津液充郭。"对"郭"的解释，大体可分以下几种。张介宾云："郭，形体胸腹也。"高士宗云："郭，廓同，空廓也。"《太素》"郭"作"廓"。元简赞成高注。元坚按："《尔雅》：廓，大也。《方言》：张小使大谓之廓。盖《灵枢》充廓似张大之谓，如本篇未必是，存考。又《胀论》：夫胀者，皆在于脏腑之外，排脏腑而郭胸胁、胀皮肤。杨曰：气在其中，郭而排之，亦张大之谓。"尽管元坚没有具体指出"郭"在本篇中的意义，但他却看到"郭"在不同语境中的意义，是不简单的。

《素问·宝命全形论》云："神无营于众物。""营"元简未释。王冰释为"外营"，元坚否定此说，他引用《吕览·尊师篇》《淮南子·精神训》及《荀子·宥坐》释"营"为"惑"的例证，认为此句"营"当释为"惑乱"

义。"言下针之际，能一其神，不敢惑于他务，即无左右视之义"。此解颇为精当。

《素问·脉要精微论》云："蛰虫将去。"元坚认为，"去"当释为藏，并引用《汉书·苏武传》"去草实而食之。"师古曰："去谓藏之也。"《三国志·华佗传》："何忍无急去药。"裴松之曰："古语以藏为去，是其义也。"《说文》蛰，藏也。元坚认为："此盖谓当蛰之虫，将蛰地下也。"如果把"去"释为"离去"，则大谬矣。

《素问·疟论》篇云："横连募原。""横连"二字，诸家无解。元坚引证《尧典》与《汉书》的异文（《尧典》"光被四表"，《汉书》作"横被四表"）及《乐记》郑注（横，充也）认为："横连之横，恐亦充满之义。"从结构上看，"横连"为动词，与名词"募原"构成动宾词组，"横连"释为"充满"是妥切的。

三、综合求义法

要推求一个词的词义，可以从形体、语音上着手，也可以从该词所处的上下文中去推测。要推求一个在具体语言环境中的词的意义，往往要兼顾这三种方法，从多方面入手。因形求义求的是词的本义；因声求义既能求出语源，又能求出假借义；据文求义则能求出词在特定语境中的意义。这几种方法的综合运用，既能寻求词的概括意义，又能寻求词的具体意义。

这三种训诂方法在使用上不是孤立的。因声求义、因形求义必须以据文证义为衡定标准，据文证义作为一种间接求义的方法，又必须以因形求义、因声求义及比较互证等直接求义的方法为依据。丹波氏考证、训释词义基本上是采用综合求义的方法。

《素问·皮部论》云："少阴之阴，名曰枢儒。"吴崑云："儒当作臑。"张介宾云："儒：柔顺也。"高士宗云："儒，犹区也。"简按："诸注亦未允。

儒，新校正作橝，似是。橝，或作臑，又作柌。《尔雅》柌，谓之橤。注：即枦也。疏：谓斗拱也。《仓颉篇》云：枦栱，柱上木也。柱上承斗之曲木也。"这是因声求义法与据文证义法的综合运用。儒与臑、橝皆可通假，然而根据上文，元简认为"少阴之阴，取名于枢上柱头之橝，故名枢橝欤？"因而判定"儒"在此通"橝"，而不通"臑"。

《素问·阴阳应象大论》云："阳胜则身热，腠理闭……能冬不能夏。""阴胜则身寒，汗出……能夏不能冬。"马莳认为，此"能"音耐，古能、耐通用。元简赞同马说，并引《家语》"食水者善游能寒"、《汉书·晁错传》"能暑能寒"为佐证。

《素问·厥论》篇云："厥状病能。"马莳云："能，音耐。"吴崑云："能，犹形也。"即通"态"。简按："吴近是。"

从语音上看，"能"与"态""耐"皆相近，可通假，要判定与谁通假，则必须运用据文证义法。

丹波父子综合运用训诂的诸种方法，其释义往往比前人略高一等。

第四章　丹波父子医籍训诂的成就与不足

一、成就

丹波父子具有扎实的汉学功底，精通文字学、音韵学、考据学，又精通中医学，对医籍的训诂做出了很大贡献，其成就主要表现在以下方面。

1. 对多义词的引申义尤其是特殊义项的分析颇为精当。丹波氏在熟知中国字书、辞书的前提下，或运用"据文证义"法，对多义词进行训释，发前人之未发；或依据医理、文理，对前人的诸多注释做出是非判断，以释千古聚讼之疑。

如"隐曲"二字，本义为隐蔽委曲，在中医著作中的引申义项较多也较特殊。《素问·阴阳别论》云："不得隐曲，女子不月。"吴崑云："俯首谓之隐，鞠躬谓之曲。"张介宾云："不得隐曲，阳道病也。"杨上善则认为隐曲是大小便。元简指出吴说未见明据，肯定了张说。"隐曲"此指男女二阴。元简观点为确。该篇"三阴三阳俱搏，心腹满，发尽不得隐曲（一本作'隐曲不利'），五日死"。王冰释：隐曲，谓便泻也。高士宗云：隐，幽隐；曲，曲匿。张介宾云：阴道不利也。元简按："如张注。盖推张之意，凡下焦运化之用，总谓之隐曲，然则二便通利，亦在其中欤。"认为隐曲指阴道，且包含二便。

"泄""通"二字本义为发泄、流通，但在医籍中有特殊意义。《素问·阴阳应象大论》云："味厚则泄，薄则通。"元胤注：泄谓大便，通谓小便。《素问·至真要大论》云："气味甘发散为阳，酸苦涌泄为阴。"元坚同意王冰说:"涌,吐也。泄,利也。"

2. 擅长训释医学名词术语。严格地说,名词术语的内涵和外延是固定的,但因为有的中医概念限定性不强,在理解上会产生分歧。丹波父子以医理、文义为依据,在训释中医名词术语上有不少独到见解。

如"肓",《腹中论》吴崑注:"肓之原在齐下。""腔中无肉空腋之处,名曰肓。"张志聪云:"肓者,肠胃之募原也。"张介宾云:"肓者,凡腔腹肉理之间,上下空隙之处,皆谓之肓。"《刺禁论》杨上善注:"心下鬲上为肓。"《痹论》王冰注:"陷于肓膜。""膜谓五脏之间,鬲中之膜也。"元简按:"《左传·成公十年》云:疾居肓之上膏之下。《说文》:肓,心下鬲上也。傅氏《左传辨误》云:'杜云:肓,鬲也……余尝亲观猪藏心鬲之处。方忆膈者隔也。自鬲以上,皆心肺清洁之属。自鬲以下,皆肠胃污浊之属,则心在上、鬲在下,固矣。而心下有微脂为膏,鬲上有薄膜为肓。'傅此说太详备,可谓发前人之所未发矣。"元坚也认为:"二张之解,俱不可从……据以上经文考之,肓即鬲膜也。而脏腑之间,悉有薄膜,其于躯壳中,遮隔浊气。最有用者为鬲膜。故单言肓,则指鬲膜。"丹波父子肯定"肓为鬲膜"说,解决了一个古今聚讼的问题。

对于有多个义项的医学名词,丹波父子则根据医理、文理衡定是非,做出取舍。如:《素问·疟论》云:"此邪气客于头项循膂而下者也。"张介宾云:膂,吕同,脊骨曰吕,象形也。一曰:夹脊两旁之肉曰膂。简按:"《说文》:吕,脊骨也。《广雅》:膂,肉也。前说本于《说文》,后说及王、马注,原于《广雅》。据'循膂而下'语,其为脊骨者,于义为得。"

《素问·疟论》云"瘅疟",张志聪云:瘅,单也。谓单发于阳,而病热也。《圣济总录》云:"单阳为瘅。"简按:"瘅为单阳之义,在瘅疟则可,至脾瘅、胆瘅、消瘅,及瘅成为消中等,则不能焉。王注为热,最为明确。""盖瘅乃焯之从疒者。"

《素问·脉要精微论》云："尺内两傍则季胁也。"王冰注："尺内,谓尺泽之内也,此即诊尺肤之部位。"张介宾、马莳诸家以寸、关、尺之尺释之。简按:"是尺即谓臂内一尺之部分,而决非寸、关、尺之尺也。"他还列举了其他例句。如《素问·平人气象论》云:"尺涩脉滑,尺寒脉细。"《素问·邪气脏腑病形》云:"善调尺者,不待于寸。""夫色脉与尺相应,如桴鼓影响之相应也。"《论疾诊尺》云"尺肤泽""尺肉弱"。《十三难》云:"脉数,尺寸皮肤亦数;脉急,尺之皮肤亦急。"《史记·仓公传》云:"切其脉,循其尺。"元简认为,这些句中的"尺"皆指"尺肤",即臂内一尺之部分。

3. 依据古韵,引证文献,在正确理解上下文义的前提下,指出了通假字的本字。丹波氏不为字形所迷惑,扫清了不少因通假而造成的阅读障碍。此类例子很多,详见第三章第一节。

4. 从押韵材料上分析、推断词义。丹波父子掌握深厚的音韵学知识,指出了《内经》中不少押韵现象,难能可贵的是,丹波氏把这些押韵的材料作为校勘、训诂的依据,或以此推测出词义,或以此作为判断正误的标准。

《素问·四气调神论》云:"使志若伏若匿,若有私意,若已有得。"宋本作"若伏若匿",到底是"匿"还是"匿",元简认为"匿得押韵",故作"匿"为当。

《素问·宝命全形论》云:"月有大小,日有长短。万物并至,不可胜量。虚实呿吟,敢问其方。"简按:"此节押韵,当改。"他主张将"长短"改为"短长"。从押韵角度看,长、量、方均为阳部,改"短长"为当("短"为元部)。

《素问·脉要精微论》云:"始之有经,从五行生,生之有度,四时为宜。"元简认为:"宜当从《太素》作数。盖此段分之,有其以下二十四句。每两句押以同韵。度与宜其韵不通。读与数其部则一。仍知《太素》为是。盖四时为数者,言从五行衰王而为准,度者必就四时为计数。""度"与

"数"段玉裁《六书音韵表》同在古音第五部。丹波父子以是否押韵作为校勘的标准。

《素问·脉要精微论》云："持脉有道，虚静为保。"元简按："《素》《灵》中道、宝押韵不一而足。"他举了《内经》《韩非子》《管子》《吕览》等十三个例子，证明"道"与"宝"押韵，间接指出"保"是"宝"的借字。

5. 从语法角度分析词义，注意到因语序不同或词类活用而产生词义差异。

《素问·生气通天论》云："高梁之变，足生大丁，受如持虚。"王冰认为"足生大丁"是"丁生于足"。元坚引其兄元胤说，认为："此足字今人常如此用者，如《中庸》'邦有道，其言足以兴；邦无道，其默足以容。'足字义一也。""足"为副词，作状语，非名词。

《素问·阴阳离合论》云："……亦数之可数。"吴崑云："数，上如字，下上声。"马莳云："俱上声。"元简按："马云俱上声，恐非是。"他赞同吴说，释后"数"字为"推测"义。即前"数"字为名词，后"数"字为动词。

《素问·刺禁论》中有许多带"中"的句子，如"刺跗上中大脉，血出不止死""刺足下布络中脉，血不出为肿""刺气街中脉，血不出为肿鼠仆"。这些句子的"中"后皆有"脉"字，王冰认为"中"读如字（即读平声，作名词）。简按："王注非，应读为去声（即作动词）。"元简把"中脉"当成动宾词组，是符合文义的。而在"刺关节中液出，不得屈伸"一句中，元简认为高士宗读"中"为去声（作动词）是错误的。从词与词的组合关系看，"中"与"关节"构成方位词组，作动词"刺"的宾语。元简观点是正确的。

《素问·通评虚实论》云："乳子而病热。"元坚按："张氏《医通》曰：乳子，言产后以乳哺子，非婴儿也。此说亦是，然恨不知乳之为产耳。"元坚利用《说文》"人及鸟生子曰乳，兽曰产"。从语法角度看，"而"是连接两个动作的连词，"乳子"应当是个动作，"乳"当为动词，"生子"的意思。

《素问·上古天真论》云："故美其食，任其服，乐其俗，高下相慕，其民故曰朴。"元简按："新校正云：曰作日。为是。又唐人日曰二字，同一书法。详见于顾炎武《金石文字记》。"以上文意义上分析，元简的观点是对的。"日"这里是名词活用为状语，"日益""一日比一日"的意思。

6. 对虚词的解释有独到之处。这主要指丹波父子（尤其是元坚）对一些虚词特殊义项的解释。

"之"一般作代词和结构助词，但在以下句子中却有其特殊义。

《素问·阴阳应象大论》云："壮火之气衰；少火之气壮。"元坚肯定了海保元备说，认为"之"字古有"则"义，并引用《诗·黍离》郑笺的例子，证明"之"作"则"解。

《素问·移精变气论》云："草苏草荄之枝，本末为助。"元坚解释："草荄之枝犹言草荄与枝。之字，古有与义。详见王引之《经传释词》。"从文意上看，"草苏"即草叶，"草荄"即"草根"，如把"之"当"的"解，显然不通。而当"与"解，则豁然明了。

《素问·调经论》云："动气候时。"《太素》作"动无后时之"，元坚按："之，助语辞。"

"而"（日纽之部）与"如"（日纽鱼部）相通，"以"与"已"相通，这一点丹波父子已经注意到了。

《素问·诊要经终论》云："眠而有见。"简按："而，古如通。如《诗·小雅》垂带而厉。笺云：而，如。《春秋》：星陨如雨。是也，不必改字。"《素问·调经论》："如利其户。"简按："如，而同。下文'如利其路'之'如'亦同。诸家措而不辞，何诸？"《灵枢·经脉》云："食则呕……快然如衰。""如衰"《甲乙》作"而衰"，元简按："而、如古通。"

《素问·汤液醪醴论》：“五脏阳以竭。”元简引用了马莳、吴崑、张介宾说，认为“以”与“已”同。《素问·气穴论》云：“目以明，耳以聪矣。”元简引用马莳说，“以”俱“已”同。《素问·调经论》云：“气血以并。”《甲乙》作“已”，元简按：以、已同。

7. 吸收前人经验，注意总结训诂规律。

《素问·调经论》云：“肝藏血，脾藏肉。”元坚同意王冰说，认为“盖互文见意也”，意谓肝藏血肉，脾藏血肉。互文是古文的一种修辞手法，上下各言一语而其义互相具备，故训释时应注意互文见义的规律。

《素问·疟论》云：“凄沧之水寒。”张志聪注云：“风寒曰凄，水寒曰沧。”简按：“凄沧不必分风水。”这里指出了同义词连用不必加以区别，即“统言不分”的训诂规律。

《素问·大奇论》云：“小急不鼓皆为瘕。”简按：“盖癥、瘕，分而言之，癥，积也。瘕，聚也。然癥积亦可称瘕。”同义词“析言则别，统言不分”。

二、不足

丹波父子在医籍训诂方面取得了不少成绩，然而也存在很多不足之处。

1. 有的词训释不确，这主要是由于丹波氏对文意理解错误造成的。

（1）对一般词语训释错误

《伤寒论·辨太阳病脉证并治中》有抵当汤方，前人对“抵当”的解释俱为：“抵抗、抗拒”，丹波氏亦不反对此说。其实此解是错误的。抵当汤由水蛭、虻虫、桃仁、大黄组成。水蛭又称蛭掌，“抵当”实为蛭掌的借字。因此方主要药物为蛭掌（即抵当），故以此名方，这是《伤寒论》方剂命名的条例。从语音上看蛭掌两字皆为阳部、端纽（“掌”依王力说为章纽，今依黄侃十九纽说），“抵当”皆为端纽，“当”为阳部，“抵”为脂部，与蛭掌声纽相同，故可通假。惜丹波氏未识此训。

《素问·阴阳别论》云："三阳三阴发病，为偏枯痿易，四支不举。"对"痿易"的解释，众说不一。元简认为："易，是狂易之易，不如平常也。"易，此与"痿"同义，皖南方言称痿缩为"易"。

《素问·热论》云："帝曰：热病已愈，时有所遗者，何也？""遗"，元简认为是"以物遗人之遗"。误。观下文"病热少愈，食肉则遗"，当指遗热不尽。"遗"为遗留、残留的意思。

（2）对虚词训释不当或未释

《素问·大奇论》云："浮合如数。"元简引高士宗说，将"如"释为"象"义，元坚则未释。"如"是"而"的通假字。这一点丹波氏已经熟知，惜此处误训。

《素问·阴阳离合论》云："则出地者，命曰阴中之阳。""则"字丹波父子俱未释。清儒俞樾《读书余录》言"则"通"才"。两字旁纽旁转（则，精纽职部。财，从纽之韵）。《荀子·劝学》："口、耳之间则四寸耳。"杨倞注："则当为财，与才同。"《太素》训"则"为"初"，义合。

对连绵词的训释，有其精当处。他们看到了连绵词的多种写法。如《上古天真论》"恬淡"一词，元简认为"恢、澹、淡、俭通用"。又如《五脏生成论》云："徇蒙招尤。"元简引《本事方》认为"招尤"又作"招摇"。但不足之处在于，往往把连绵词拆开解释。如《素问·五脏生成》中把"徇蒙"训为"以物蒙其首"。《八正神明论》把"仿佛"释为"仿，相似也。佛，见不审也"。《上古天真论》把"恬淡"释为"恬，静也；淡，安也"。实际上连绵词的意义是单纯词，不应分开解释。

2. 有时缺乏归纳分析，或过于谨慎，对前人训释不加肯否，不发表自己观点，或因不明词的特殊引申义项或假借、通假义项，而对一些该训释的词未加训释。

《素问·金匮真言论》云："故善为脉者，谨察五脏六腑。一逆一从，阴阳、表里、雌雄之纪。""一逆一从"马莳云："反四时者为逆，顺四时者为从。"张志聪云："表里循环，有顺有逆。"高士宗云："一逆一从，诊脉法也。由举而按，是为逆；从按而举，是为从。"元简按："诸说未知孰是。"

《素问·玉机真脏论》之"重强"，马莳云："重，平声。脾不和平，因为强矣。"吴崑云："重强言邪胜也。"张介宾云："重强，不柔和貌，沈重拘强也。"高士宗云："强，不和也。"元简按："诸说不知孰是。"

《素问·三部九候论》云："余愿闻要道，以属子孙。传之后世，著之骨髓，藏之肝肺。"马莳云："属，嘱同。"张介宾云："属，付也。"对"著"的注释，马莳认为"著，着同"。张介宾认为"著，纪也"。元简未作肯否。

《素问·保命全形论》云："能存八动之变，五胜之立。""存"字王冰注为"心存"，误。丹波父子均未释。存，此处应释为"察"，见《尔雅·释诂下》。

《素问·阴阳应象大论》云："阴阳者，万物之能始也。"对"能"字丹波父子未释。"能"当为"胎"的借字。《尔雅·释诂》："胎，始也。"《经典释文》云："胎，本或作始。"《史记·天官书》曰"三能"即"三台"，台、胎、能三字通用。

《素问·著至教论》云："臣治疏愈说意而已。"元简、元坚均未释"愈"义。孙诒让《札迻》说，"愈"即"偷"的借字。"王氏失其句读而曲为之疏"。应"臣治疏"三字为句。

《灵枢·根结》篇云："窗笼者，耳中也。"丹波氏与前人一样不明"窗笼"即"耳中"的原因，实际"窗笼"即"聪"的反切。这一点顾炎武已言明："古人谓耳为聪。《易传》聪不明也。窗笼正切聪字。"（《音学五书·音论》）

3. 在引用文献上，有时间接转引，因而产生讹误。

《伤寒论·序》云："建安纪年以后，犹未十稔。"元简注："《左传·襄二十七年》：不及五稔。注：稔，年也，熟也。谷一熟，为一年。"元简是间接从《康熙字典》上引下来的。查十三经《春秋左传正义》原文为："所谓不及五稔者，夫子之谓矣。""注：稔，年也。稔，而甚反，熟也。谷一熟故为一年。"略有出入。

丹波父子训诂不足毕竟是白璧微瑕，其成就仍是巨大的，对今天医籍整理与研究仍有其重要的借鉴和指导作用。

附　录

丹波元简·素问识·序

　　丹溪朱氏云："《素问》，载道之书也。词简而义深，去古渐远，衍文错简，仍或有之，故非吾儒不能读。"信哉言也。余蚤承箕裘之业，奉先考蓝溪公之庭训，而治斯经，颛主王太仆次注，矻矻蒇枕，十余年矣。然间有于经旨未惬当者，又有厝而不及注释者，虽经嘉祐阁臣之校补，犹未能精备焉。于是采择马莳、吴崑、张介宾等诸家之说，更依朱氏之言，参之于经传百氏之书，以补其遗漏，正其纰缪。至文本同异，释言训义，凡可以阐发经旨者，简端行侧，细字标识，久之至侧理殆无余地矣。迫庚戌冬，擢于侍医，公私鞅掌，呼吸不遑，遂投之橱中，不复为意。辛酉秋，以忤旨被黜，而就外班，遽为闲散，是以再取而缮之，欲有所改补，奈何年逾半百，双眸昏涩，不能作蚕头书。因窃不量荒陋，别为缮录，厘成八卷，名曰《素问识》，如其疑义，则举众说，不敢抉择是非。诸家注解，与王旧说，虽异其旨，亦可以备一解者，并采而载之。虽未能撢斯道之至赜，钩经文之深义，然视之明清诸注，句外添意，凿空臆测，以为得岐黄未显之微言者，其于讲肄之际，或有资于稽考欤！呜呼！先考逝矣！而六年于今，其将质谁？稿初完，不禁废卷而三叹也。

　　文化三年丙寅，秋九月十有一日，书于柳原新筑，丹波元简廉夫

素问识·卷一·上古天真论篇第一

吴云："此篇言保合天真,则能长有天命,乃上医治未病也。"志云："上古,谓所生之来;天真,天乙所生之真元也。"简按《易·系辞》:"上古穴居而野处。"又:"上古结绳而治。"《老子》云:"其中有精,其精甚真。"《庄子·渔父》:"真者,精诚之至也。"《荀子》:"真积力久。"《黄庭经》曰:"积精累气以为真。"

昔在 《书·尧典序》:"昔在帝尧,聪明文思,光宅天下。"孔颖达《正义》云:"郑玄云:书以尧为始,独云昔在,使若无先之典然也。《诗》云:'自古在昔。'言在昔者。自下本上之辞。言昔在者,从上自下为称。故曰使若无先之者。据代有先之,而书无所先,故云昔也。"

弱而能言 《史记正义》引潘岳《哀弱子篇》:"其子未七旬曰弱。"吴云:"弱,始生百日之称。"未知所本。

幼而徇齐 高云:"徇,循同。"简按《礼记·曲礼》:"十年曰幼。"《通雅》云:"《史》:'黄帝幼而狥齐。'注:狥,迅也。齐,疾也。《家语》作'叡齐'。《大戴礼》作'慧齐'。智按《尔雅》:'宣徇,遍也。'狥,乃徇之讹,言圣哲遍知而神速也。"考王注,徇,训疾。马本作狥齐,并非也。《西都赋》注引孔安国《尚书》传注:"徇。循也。"

长而敦敏 郑注《乐记》:"敦,厚也。"王注训信,未见所据。

成而登天 成,王注为鼎之成,未允。马云:"《史记正义》以十五为成,则不宜曰登天。若训为道之成,则登天亦或有之。"张云:"谓治功成。登天,《史记》《家语》《大戴礼》,并作聪明。盖从'昔在黄帝'至此,略记帝始末,为小序,犹书序耳。"此篇全元起本在第九卷,王移冠篇首,固宜矣。张以登天为升遐,《礼记·檀弓》:"告丧曰天王登遐。"《易·明夷》:

"初登于天。"《竹书纪年》曰："帝王之殁曰陟。陟，升也。谓升天也。"而黄帝登云天，出于《庄子》。《史记·封禅书》载鼎湖骑龙之事，而《论衡》《子华子》辨其虚诞。盖其说之来远矣。故马、吴诸注，皆从王说。

天师 马云："天，乃至尊无对之称，而称之为师。又曰天师。"简按黄帝称天师，见《庄子·徐无鬼》《韩诗外传》及《说苑》云："黄帝即位，宇内和平，思见凤凰之象，以召天老。"天老，盖天师耳。

皆度百岁 马云："度，越也。"简按《玉篇》："度与渡通。过也。"

人将失之耶 《千金》作"将人失之耶"。

岐伯 汉《司马相如传》："诏岐伯使尚方。"注："张揖曰：岐伯者，黄帝太医。属使主方气也。"又《艺文志》："大古有岐伯、俞拊。"吴云："岐，国名。伯，爵也。"简按又有雷公，而未知黄帝时有五等之爵。

对曰 《甲乙·序例》云："诸问，黄帝及雷公，皆曰问。其对也，黄帝曰答；岐伯之徒，皆曰对。"简按：朱子《论语》注云："凡君问，皆称孔子对曰者，尊君也。"

其知道者 马云："凡篇内言道者五，乃全天真之本也。"

和于术数 马云："法天地之阴阳，调人事之术数。术数所该甚广，如呼吸按跷，及《四气调神论》养生养长养收养藏之道。《生气通天论》'阴平阳秘'，《阴阳应象大论》'七损八益'，《灵枢·本神》篇'长生久视'，本篇下文饮食起居之类。"简按：《广雅》："数，术也。"《庄子·天道》："有术数存焉。"《释文》引李注云："数，术也。"《史记·仓公传》："问善为方数者。"索隐云："数，音术数之数。"《抱朴子》云："夫仙人以药物养身，以术数延命。"王注欠详。

起居有常 《家语》王肃注："起居，犹动静也。"

以酒为浆 吴云："古人每食，必啜汤饮，谓之水浆。以酒为浆。言其饮无节也。"简按：《周礼》有浆人。《孟子》："箪食壶浆。"《汉·鲍宣传》：

"浆酒藿肉。"张衡《思玄赋》:"斟白水为浆。"《孝子传》:"辇义浆以给过客。"皆其证也。

以妄为常　吴云:"上古之人,不妄作劳。今则以妄为常,言其不慎动也。"

醉以入房　《汉·艺文志》:"房中者,情性之极,至道之际,是以圣王制外乐,以禁内情。而为之节文。"《说文》:"房,室在旁也。"

以耗散其真　新校正引《甲乙》,"耗"作"好",似是。今《甲乙》作"耗"。

不知持满　范蠡云:"持满者与天。"《荀子·宥坐》篇:"子路云:持满有道乎。"

夫上古圣人之教下也皆谓之　潘之恒黄海云:"皆谓之三字,句法甚妙,前人注多不解。愚以为谓之者,语之也。语之云何也?即下八字是也。言圣人之教不择人,而皆语之以避虚邪贼风之有时,惟通文意者自解之。不必令俗辨。时,即八节八风之时。注解是。"简按:据潘氏此说,不必依全元起,《太素》而改易字句,自通。

恬淡虚无　老子曰:"恬淡为上。"庄子曰:"恬淡无为。"《淮南子》曰:"静漠恬澹,所以养性也。和愉虚无,所以养德也。"李善《洞箫赋》注:"《广雅》曰:'恬,静也。'《说文》曰:'憺,安也。'又曰:'惔,安也。'盖恬、澹、淡、惔通用。"

美其食　新校正云:"别本美,一作甘。"简按:此盖本于《老子》,《千金》亦作"甘"。

其民故曰朴　新校正云:曰,作日。为是。又唐人日曰二字,同一书法。详见于顾炎武《金石文字记》。

嗜欲　《甲乙》,"嗜"作"色"。

愚智贤不肖　《灵枢·本脏》篇云:"无愚智贤不肖,无以相倚也。"

故合于道 新校正云："全元起作合于道数。《千金》同。"

人年老 《卫气失常》篇："人年五十已上为老。"《曲礼》《说文》并云："七十曰老。"

天数然也 吴云："天界之数。"汪云："天癸之数也。"

女子七岁 褚氏云："男子为阳，阳中必有阴。阴之中数八，故一八而阳精升，二八而阳精溢。女子为阴，阴中必有阳。阳之中数七，故一七而阴血升，二七而阴血溢。阳精阴血，皆饮食五谷之实秀也。"

天癸 张云："天癸者，天一之气也。诸家俱即以精血为解。然详玩本篇，谓女子二七天癸至，月事以时下。男子二八天癸至，精气溢写。是皆天癸在先，而后精血继之。分明先至后至，各有其义，焉得谓天癸即精血，精血即天癸？本末混淆，殊失之矣。夫癸者，天之水干名也。故天癸者，言天一之阴气耳。气化为水，因名天癸，其在人身，是谓元阴，亦曰元气。人之未生，则此气蕴于父母，是为先天之元气。第气之初生，真阴甚微，及其既盛，精血乃王。故女必二七，男必二八，而后天癸至。天癸既至，在女子则月事以时下，在男子则精气溢写。盖必阴气足，而后精血化耳。阴气阴精，譬之云雨，云者，阴精之气也；雨者，阴气之精也。未有云雾不布，而雨雪至者。亦未有云雾不浓，而雨雪足者。然则精生于气，而天癸者，其即天一之气乎？可无疑矣。"《质疑录》云："天癸者，天一所生之真水。在人身，是谓元阴。"云云。简按：《甲乙》作天水，吴氏《诸证辨疑》：《妇人调经论》云："天癸者，天一生水也。"当确张说耳。《管子》云："人，水也。男女精气合，而水流形。"《家语》云："男子八月而生齿，八岁而龀，二八十六岁而化。女子七月生齿，七岁而龀，二七十四而化。"又见《大戴礼》。《韩诗外传》云："男子八岁而龆，十六而精化小通。女子七岁而龀，十四而精化小通。"《通雅》云：小通，言人道也。亦可以互证焉。又按王注："任冲流通，经血渐盈，应时而下，天真之气降，与之从事。故云天癸也。"此似指为月事，马氏因讥之。然《应象大论》调此二者。王注："调，谓顺天癸性，而治身之血气也。"知其意亦似与张意略符焉。马氏直为阴精，张氏已辨其误。志聪高氏并云："天癸，天一所生之癸水也。"乃全本于张注。薛氏《原旨》云："天癸者，非精非血，乃天一之真。故男子亦称天癸。"亦复同。

太冲脉　新校正云："《太素》《甲乙》，作伏冲。"简按："冲脉起于胞，上循脊里，为经络之海。伏冲之名，盖因此欤。"《阴阳离合论》王注："太冲者。肾脉与冲脉合而盛大，故曰太冲。"

月事　《济人论》云："灵秘曰：女子自生日起，至五千四十八日，而天癸至，由是身中血脉周流，如地之水脉浸润，乃一月一经，外应潮候。"《出月令·广义》："每月令，按五千四十八日，约十三年半。"

真牙　简按："真，与龂通。"《仪礼·既夕礼》："右龂左龂。"疏云："龂，谓牙两畔最长者也。"《释文》："龂，丁千反。"后《魏书·徐之才传》："武成生龂牙，之才拜贺曰，此是智牙。生智牙者，聪明长寿。"

丈夫　《大戴礼》："丈者，长也。夫者，扶也。言长制万物者也。"王充《论衡》云："人形一丈，正形也，名男子为丈夫。"又云："不满丈者，失其正也。"

六八阳气衰竭于上　张云："阳气，亦三阳气也。"《甲乙》无"竭"字，并似是。

颁白　马云："颁，斑同。"简按：《孟子》"颁白者"，赵岐注："颁，斑也。头半白斑斑者也。"

形体皆极　《东京赋》："马足未极。"薛注："极，尽也。"

受五脏六腑之精　简按：此正与"主不明则十二官危""十一脏取决于胆""心者五脏六腑之大主也"文法同。

乃能写　《白虎通》云："肾之为言，写也。以窍写也。"

筋骨解堕　马云："懈惰同。"简按：《甲乙》作"懈惰"。《礼·月令》：

"季秋之月行春令。则暖风来至，民气解惰。"

不过尽八八 马云："此言年老而有子者。王注以为所生之男女，其寿止于八八七七之数者。"非。《韩氏医通》云："男八岁至六十四，女七岁至四十九。即大衍自然之数。"简按："阳主进，阴主退，天道之常理。盖大衍之数，五十有五，加九之阳数，则为六十四，乃进之极也；减六之阴数，则为四十九，乃退之极也。故男女真阴，至于此而尽矣，亦天地之常数也。"

真人 《说文》："真，仙人变形而登天也，从匕首、目乚、八，所乘载之。"徐锴曰："真者，仙也，化也；匕者，化也，反人为匕，从目。卤莽不能识乚。隐也。八，乘风云也。"《庄子》云："真人，伏戏黄帝不得友。"《淮南子》云："真人者，性合于道，能登假于道，精神反于至真，是谓真人。"

提挈天地 《淮南子》："提挈天地而委万物。"高诱注："一手曰提。挈，举也。"

至人 《庄子》云："不离于真，谓之至人。"又云："至人无已，神人无功，圣人无名。"《文子》云："天地之间，有二十五人也。上五，有神人、真人、道人、至人、圣人。次五，有德人、贤人、智人、善人、辨人。"云云。

淳德 张云："淳，厚也。"简按："《思玄赋》：'何道真之淳纯。'注：不浇曰淳。"

八远之外 《淮南·地形训》云："九州之外，乃有八殥，亦方千里。八殥之外，乃有八纮，亦方千里。"注："殥，犹远也。"

被服章 高云："服，衣也；章，冠也。"张云："五服五章，尊德之服。"《皋陶谟》曰："天命有德，五服五章哉。"简按："孔安国注云：'五服，天子诸侯卿大夫士之服也。尊卑彩章各异。'高注以章为章甫殷冠之义，误也。此三字，新校正为衍文。当然耳。"

举不欲观于俗　观，古玩切。高云："其举动也，不欲观于习俗，是也。"

以恬愉为务　《淮南子》云："恬愉无矜。"注："恬愉，无所好憎也。"

辨列星辰　《书·尧典》："历象星辰。"注："辰，日月所交会之地也。"《左传·昭七年》："日月之会，是谓辰。"王注非是。

逆从阴阳　张云："阳主生，阴主死；阳主长，阴主消；阳主升，阴主降。故贤人逆从之。"王注近迂。

将从上古　张云："将，随也。"简按：《汉书·郊祀歌》："九夷宾将。"

素问识·卷一·四气调神大论篇第二

高删"大论"二字，云："君臣问答，互相发明，则曰论。无君臣之问答，则曰篇。余皆仿此。"吴云："此篇言顺于四时之气，调摄精神，亦上医治未病也。"简按：司马迁云："春生夏长，秋收冬藏。此天地之大经也。弗顺，则无以为纪纲，故四时之大顺不可失。"宋姜锐著《养生月录》一卷，采本篇首一段文，附逐月服饵药方，尊生者宜识之。

发陈　发散陈敷之义。张训"陈"为故，然据下蕃秀容平等则以气象而言。王注为是。

万物以荣　《尔雅》："木谓之华，草谓之荣。"

广步于庭　志云："广，宽也，缓也。"简按：仓公曰："车步广志，以适骨肉血脉。"《巢源》作"阔步于庭"。

被发　《庄子》云："老聃新沐，方将被发而干。"《史记》："箕子披发阳狂。"

春气之应　吴云："天道发生，人事应。故曰应。"

夏为寒变　志云："木伤而不能生火，故于夏月火令之时，反变而为寒病。"简按:《巢源》作"夏变为寒"。

华英 张云:"言神气也。"

秋为痎疟 张云:"心属火,王于夏。夏失所养,故伤心,心伤则暑气乘之,至秋而金气收敛,暑邪内郁。于是阴欲入而阳拒之,故为寒。火欲出而阴束之,故为热。金火相争,故寒热往来,而为痎疟。"简按:痎疟,即疟耳。详见于《疟论》。

冬至重病 简按:"据前后文例,四字恐剩文。"

容平 志云:"容,盛也。万物皆盛实而平定也。"简按:"容,盛也。"见《说文》。即盛受之义,非盛实之谓。王、马、张并为容状之容,乃与发陈、蕃秀、闭藏自异旨。《圣济经》注云:"容而不迫,平而不偏,是谓容平。"此说似是。《五常政大论》以金平气为"审平",说苑曰:"秋者天之平。"

与鸡俱兴 志云:"鸡鸣早而出坿晏。与鸡俱兴,与春夏之早起少迟。所以养秋收之气也。"

冬为飧泄 张云:"肺伤则肾水失其所生,故当冬令而为肾虚飧泄。"简按:飧,本作餐,又作飱。《说文》:"餐,吞也。"《玉篇》:"飧,水和饭也。"《释名》:"飧,散也。投水于中自解散也。"《列子·说符》注:"飱,水浇饭也。"盖水谷杂下,犹水和饭。故云飧泄也。

若伏若匿 宋本,"匿"作"慝"。无"今详"以下七字注。简按:慝得押韵。

春为痿厥 吴云:"肾气既伤,春木为水之子,无以受气,故为痿厥。痿者,肝木主筋,筋失其养,而手足痿弱也。厥。无阳逆冷也。"

清净光明者也 净,马本、张本作"静"。李云:"当作静。"简按:"天气清净"以下,至"未央绝灭",王注为言天以例人。马、吴、张并同。特志聪云:"上节论顺四时之气,而调养其神。然四时顺序,先由天气之和,如天地不和，则四时之气，亦不正矣。故以下复论天地之气焉。"今考经文，王注虽取义深奥，却似混淆不明。当以志聪说为得焉。

云雾不精 《诗》疏云："有云则无露，无云乃有露。"《尔雅》云："天气下，地气不应曰雾；地气发，天不应曰雾。"精、晴同。《史·天官书》："天精而景星见。"注："精，即晴。"《汉书·京房传》："阴雾不精。"高云："精，犹极也。"未详何义。

交通不表万物命故不施 王、吴、志、高并以"表"下为句，马、张、李则以"命"下为句。吴云："阴阳二气，贵乎交通。若交通之气，不能表扬于外，则万物之命，无所施受。无所施受，则名木先应而多死。"张云："独阳不生，独阴不成。若上下不交，则阴阳乖，而生道息，不能表见于万物之命，故生化不施。"简按：吴说似是。故，固同。

菀藁 张云："菀，郁同。"马云："藁，稿同。"简按《诗·小弁》："菀彼柳斯。"《释文》："菀音郁。"志云："菀，茂木也；藁，禾秆也。"误。

未央绝灭 张云："央，中半也。阴阳既失其和，则贼风暴雨，数为残害。天地四时，不保其常，是皆与道相违。故凡禀化生气数者，皆不得其半而绝灭矣。"简按：《诗·小雅》："夜未央。"注："夜未半也。"王训央为久，未见所出。

身无奇病 吴云："谓无寒变痎疟飧泄痿厥之类也。"马云："本经有《奇病论》《大奇病论》。"简按：自"天气者清净"至"生气不竭"一百二十四字，与四气调神之义不相干，且文意不顺承，疑他篇错简也。

心气内洞 马云："内洞者，空而无气也。《灵·五味论》有'辛走气，多食之令人洞心'，正与'内洞'之义相似。"简按：《外台》引《删繁论》，载本篇文，作"内消"。

肺气焦满 张云："肺热叶焦，为胀满也。"简按：盖谓肺胀喘满等证。王云："焦，谓上焦。"误也。

独沉　《甲乙》作"浊沉"。新校正云：《太素》作"沉浊"。简按：据上文"焦满"，《甲乙》为是。吴云："肾气独沉，令人膝骱重。"是也。滑云："沉痼而病也。"

太阴不收少阴不藏　简按：以太阳少阳例推之。此以时令而言之，乃太阴少阴。疑是互误。《灵枢·阴阳系日月》云："心为阳中之太阳，肺为阳中之少阴，肝为阴中之少阳，脾为阴中之至阴，肾为阴中之太阴。"《春秋繁露》云："春者少阳之选也，夏者太阳之选也，秋者少阴之选也，冬者太阴之选也。"

春夏养阳，秋冬养阴　高云："夫四时之太少阴阳者，乃万物之根本也。所以圣人春夏养阳，使少阳之气生，太阳之气长；秋冬养阴，使太阴之气收，少阴之气藏。养阳养阴，以从其根。"简按：高氏此解，贯通前章，尤为切当。王注诸家及朱彦脩说，并似失章旨焉。《千金·脾劳门》云："春夏养阳，秋冬养阴，以顺其根本矣。肝心为阳，脾肺肾为阴，逆其根则伐其本。"云云，与高意符焉。《神仙传》魏武帝问养生大略，封君达对曰："圣人春夏养阳，秋冬养阴，以顺其根，以契造化之妙。"全本此篇。

浮沉生长之门　马云："言生长则概收藏。"滑云："浮沉，犹出入也。"

苛疾　《礼记》："疾痛苛痒。"郑注："苛，疥也。"《管子》："常之巫审于死生，能去苛病。"注："烦苛之病。"杨慎云："苛，小草也。"出《说文》今但知为苛刻之苛，盖苛疾，烦苛之小疾。王云："苛者，重也。"张云："苛，虐也。"皆为苛罚苛政之苛。吴云："痾同。"尤非也。

愚者佩之　李冶《古今黈》云："王注：圣人心合于道，故勤而行之；愚者性守于迷，故佩服而已。冰说非也。佩，背也。古字通用。果能佩服于道，是亦圣人之徒也。安得谓之愚哉！"滑云："佩，当作悖。"吴云："佩，与悖同。古通用。"简按：《古今黈》之说是。

不治已病治未病　《灵枢·逆顺》篇："上工治未病，不治已病。"《七十七难》《金匮要略》首篇、《甲乙经·五脏变腧》篇，皆可参考。

铸兵　宋本，"兵"作"锥"，志、高亦同。并误也。

素问识·卷一·生气通天论篇第三

夫自古通天者　王注《六节藏象》云："通天者，谓元气，即天真也。然形假地生，命惟天赋，故奉生之气，通系于天，禀于阴阳，而为根本也。《宝命全形论》曰：'人生于地，悬命于天，天地合气，命之曰人。'《四气调神大论》曰：'阴阳四时者，万物之终始也，死生之本也。'此其义也。"简按：此解颇明备。

生之本本于阴阳　志云："凡人有生，受气于天，故通乎天者，乃所生之本。天以阴阳五行，化生万物，故生之本本乎阴阳也。"简按：吴以"生"字接上句，未稳帖。

六合　高诱注《淮南》云："孟春与孟秋为合，仲春与仲秋为合，季春与季秋为合，孟夏与孟冬为合，仲夏与仲冬为合，季夏与季冬为合。故曰六合。"一曰：四方上下为六合。

九州　《淮南·坠形训》云："神农大九州，桂州、迎州、神州等是也。"至黄帝以来，德不及远，惟于神州之内，分为九州。王注所载九州，见《书·禹贡》。

十二节　志云："骨节也，两手两足，各三大节。"简按：王注为十二经，非也。《春秋繁露》云："天数之微，莫若于人。人之身有四肢，每肢有三节，三四十二。十二节相待，而形体立矣。天有四时，每一时有三月，三四十二。十二月相受。而岁数终矣。"《六节藏象论》无"五藏十二节"五字。此节之义，当考《灵枢·邪客》篇、《淮南·天文训》。

其气三　高云："凡人之生，各具五行，故其生五。五行之理，通贯三才，故其气三。"简按：《六节藏象论》云："故其生五，其气三。三而成天，三而成地，三而成人。"此其气三，成三才，则高注难从。而王、马、吴并云："天气、地气、运气。"张则云："三阴三阳。"俱未允焉。《太平经》云："元气有三名：太阳、太阴、中和。"出《后汉书·襄楷传》注。其气三，或此之谓与？杨上善《太素》注云："《太素》分为万物，以为造化。故在天为阳，在人为和，在地为阴。"出弘决《外典钞》。《三十一难》杨玄操注云："天有三元之气，所以生成万物。人法天地，所以亦有三元之气，以养身形。"《六十六难》虞庶注云："在天则三元五运，相因而成。在人则三焦五藏，相因而成也。《素问》曰：'其气三，其生五。'此之谓也。"

数犯此者 志云："人禀五行之气而生，犯此五行之气而死，有如水之所以载舟，而亦能覆舟。故曰：此寿命之本也。"

苍天之气 张云："天色深玄，故曰苍天。"简按：《诗》"彼苍者天"，王为春天，误。

传精神 张、吴并云："传，受也。"

此谓自伤气之削也 马、吴诸注，伤下句。简按：据王注八字一句为是。

阳气者，若天与日 马云："本篇所重，在人卫气，但人之卫气，本于天之阳气。惟人得此阳气以有生，故曰生气通天。惟圣人全此阳气，苛疾不起，常人则反是焉。《灵枢·禁服》篇云：审察卫气，为百病母者。信哉？本篇凡言阳气者七，谆谆示人以当全此阳气也。"

不彰 高云："若失其所，则运行者不周于通体，旋转者不循于经脉，故短折其寿，而不彰著于人世矣。"简按：《史记·五帝本纪》："帝挚立，不善。崩。"索隐曰："古本，作不著。音张虑反，犹不着明。"

阳因而上 高云："天气清净，明德惟藏。故天之默运于上也，当以日光明。是故人身之阳气，因之而上。阳因而上。其体如天。卫外者也，其体如日。此阳气之若天与日也。"

因于暑，汗　王注云："此则不能静慎，伤于寒毒，至夏而变暑病也。"此说非也。朱震亨详辨之，当考《格致余论》。

烦则喘喝，静则多言　张云："暑有阴阳二证。阳证因于中热，阴证因于中寒。此节所言，言暑之阳者也。故为汗出烦躁，为喘，为大声呼喝。若其静者，亦不免于多言。盖邪热伤阴，精神内乱。故言无伦次也。"

汗出而散　张云：《热病》篇曰："暑当与汗皆出，勿止，此之谓也。"简按：张云："此言暑之阴者。"非也。志云："天之阳邪，伤人阳气，两阳相搏，故体如燔炭。阳热之邪，得吾身之阴液而解，故汗出而散也。"高云："若伤暑无汗，则病燥火之气，故体如燔炭。"

因于湿，首如裹，湿热不攘　朱氏《格致余论》云："湿者土浊之气，首为诸阳之会，其位高而气清，其体虚。浊气熏蒸，清道不通，沉重而不爽利，似乎有物以蒙冒之。失而不治，湿郁为热，热留不去。大筋緛短者，热伤血不能养筋，故为拘挛；小筋弛长者，湿伤筋不能束骨，故为痿弱。因于湿，首如裹，各三字为句，文正而意明。"高云："大筋连于骨内，緛短则屈而不伸；小筋络于骨外，弛长则伸而不屈。"朱氏新定章句："因于寒，体若燔炭，汗出而散。因于暑、汗，烦则喘喝，静则多言。因于湿，首如裹，湿热不攘，大筋緛短，小筋弛长。緛短为拘，弛长为痿。因于气为肿。"云云。简按：马、张、志、高并循原文而释，吴及九达、薛氏《原旨》等，从朱氏改定。

弛长　弛，宋本作"㢮"。按：弛、㢮同。《说文》："弓解也。"张璐曰："先搐瓜蒂散，次与羌活胜湿汤。"

因于气，为肿　张云："卫气、营气、藏府之气，皆气也。一有不调，皆能致病。因气为肿，气道不行也。"简按：高云："气犹风也。《阴阳应象》云：阳之气以天地之疾风名之，故不言风而言气。因于气为肿者，风淫末疾，四肢肿也。"此注难从。震亨云："脱简。"误。

四维相代　高云："四维相代者，四肢行动不能，彼此借力而相代也。"简按：马、张并以四维为四肢，是也。王注筋骨血肉，未允。志聪、汪昂并云：四时也，亦未详何据。《痹论》云："尻以代踵，脊以代头。"四维相代，与此同义。震亨以为衍文，误。

阳气者，烦劳则张　王氏《溯洄集》云："夫阳气者，人身和平之气也。烦劳者，凡过于动作皆是也。张，主也，谓亢极也。精，阴气也。辟积，犹积叠，谓怫郁也，衣褶谓之襞积者，亦取积叠之义也。积水之奔散曰溃，都，犹堤防也。汩汩，水流而不止也。夫充于身者，一气而已，本无异类也。即其所用所病而言之，于是乎始有异名耳。故平则为正，亢则为邪，阳气则因其和以养人而名之。及其过动而张，亦即阳气亢极而成火耳。阳盛则阴衰，故精绝，水不制火。故亢火郁积之甚，又当夏月火旺之时。故使人烦热之极，若煎迫然。气逆上也。火炎气逆，故目盲耳闭，而无所用。此阳极欲绝，故其精败神去，不可复生。若堤防之崩坏，而所储之水，奔散滂流，莫能以遏之矣。夫病至于此，是坏之极矣。王氏乃因不晓都字之义，遂略去此字，而谓之若坏，其可乎哉！又以此病，纯为房患。以胀为筋脉䐜胀，以汩汩为烦闷，皆非是也。"简按：《圣济总录》载人参散，治煎厥气逆，头目昏愦，听不闻目不明，七气善怒。人参、远志、赤茯苓、防风各二两，芍药、麦门冬、陈皮、白术各一两，右为末，每服三钱，水一盏半，煎至八分。去滓温服，不计时候，日再服。

辟积　辟与襞同。《司马相如传》："襞积褰绉。"师古注："襞积，即今之裙褶。"高云："重复也。"汪昂云："如衣襞积。"并本于王履之解。张云："病也。"误。

溃溃乎若坏都　马云："都所以坊水。"简按：《礼·檀弓》："洿其宫而猪焉。"郑玄注："猪，都也。南人谓都为猪。"郦道元《水经注》："水泽所聚，谓之都，亦曰潴。"张、高为都城之都。误。

汩汩乎　汩汩。考韵书，音聿，从"子曰"之"曰"。水流也，又奔汩。疾貌，卷末释音："古没切，音骨。烦闷不止也。"此从"日月"之"日"。《书·洪范》："汩陈其五行。"注："汩，乱也。"义盖取于此。又考韵书，"汩，波浪声。"又涌波也。由此观之，汩、汩义不太远，然于坏都，则汩字似衬。

大怒则形气绝　马云："形气经络，阻绝不通。《奇病论》云：'胞之络脉绝。'亦阻绝之义，非断绝之谓。"高本"形"下句。注云："形者，悻悻然见于其面也。气绝者，怒则气上不接于下也。"简按：高注误。

薄厥　吴云："薄，雷风相薄之薄。"汪云："薄，迫也。"简按：《圣济总录》赤茯苓汤：治薄厥暴怒，怒则伤肝，气逆胸中不和，甚则呕血衄衈。赤茯苓、人参、桔梗、陈皮各一两，芍药、麦门冬、槟榔各半两。右为末，每服三钱，水一盏，生姜五片，同煎至八分，去滓温服，不计时候。

其若不容　马云："胸腹膜胀，真若有不能容物者矣。"吴云："纵而不收，其若不能为容止矣。"志云："筋伤而弛纵，则四体若不容我所用也。"简按：吴、志似是，王意亦当如此。

汗出偏沮　马云："人当汗出之时，或左或右，一偏阻塞而无汗，则无汗之半体，他日必有偏枯之患。"吴云："沮，止也。"张云："沮，伤也，坏也。"志、高并云：湿也。简按：沮，王为沮泄之义，诸注不一。考《千金》作祖。又《养生门》云："凡大汗勿偏脱衣，喜得偏风半身不遂。"《巢源》引《养生方》同。《灵枢·刺节真邪》云："虚邪偏客于身半，其入深，内居荣卫。荣卫稍衰，真气去，邪气独留，发为偏枯。"乃其作祖似是。下文曰"汗出见湿"，曰"高梁之变"，曰"劳汗当风"，皆有为而发疾者，其义可见也。

痤痱　《说文》："痤，小肿也。"《玉篇》："疖也。"《韩非子》："弹痤者痛。"《巢源》云："肿一寸至二寸，疖也。"痱，《玉篇》："热生小疮。"

《巢源》云:"人皮肤虚,为风邪所折,则起隐疹。寒多则色赤,风多则色白,甚者痒痛,搔之则成疮。"又《巢源》"有夏月沸疮"。盖痱即沸,从广者。痤。详下文王注。

高梁 《孟子》:"膏梁之味。"赵岐注:"细梁如膏者也。"朱注:"膏,肥肉;梁,美谷。"简按:《山海经》:"都广之野,爰有膏菽、膏稻、膏黍、膏稷。"郭璞注:"言味好皆滑如膏。"《外传》曰:"膏梁之子。"刘会孟云:"嘉谷之米,炊之皆有膏。"盖赵注较优,王注与赵同。

足生大丁 足,新校正读为饶,吴为能,张为多。潘楫《医灯续焰》云:"足生者,必生也。"并为是。《春秋繁露》云:"阴阳之动,使人足病喉痹。"足字用法,正与此同。《巢源》云:"丁疮初作时,突起如丁盖,故谓之丁疮。令人恶寒,四支强痛,兼忉忉然牵疼。一二日疮便变焦黑色,肿大光起,根牢强,全不得近,酸痛,皆其候也。"

受如持虚 张云:"热侵阳分,感发最易,如持空虚之器以受物。"

皶 王注:"俗曰粉刺。"粉刺见《肘后》。《千金》作"粉滓"。《巢源》云:"嗣面者,面皮上有滓如米粉者是也。"又《外台》有"粉皶"。《玉篇》:"皻,与皶同。"字书皰、皯、痤、皻、皴,并是查字。《巢源》又云:"查疱,隐脉赤起。如今查树子形,亦是风邪客于皮肤,血气之所变生也。"是即《外台》所谓面皻皶,其时生鼻上者,谓之酒皶,与王注粉刺之皶自异。志云:"面鼻赤瘰也。"此亦面皻皶,与王注异。王注:按"豆,即豌豆。"见《唐·六典》注。

柔则养筋 高云:"上文大怒气绝,至血菀而伤筋。故曰:阳气者,精则养筋。所以申明上文阳气不柔,而筋无所养也。"

大偻 吴云:"为寒所袭,则不能柔养乎筋。而筋拘急,形容偻俯矣。此阳气被伤,不能柔筋之验。"简按:《脉要精微》曰:"膝者,筋之府。屈伸不能,行则偻附,筋将惫矣。"大偻义正同。高云:"背突胸窝,乃生大偻。"

此乃龟背，恐非是。

瘘 马云："鼠瘘之属。"志云："《金匮》所谓马刀、侠瘿。"简按：《说文》："颈肿也。"慧琳《藏经音义》引《考声》云："瘘，久疮不差曰瘘。"《巢源》有九瘘三十六瘘。李梴《入门》云："瘘，即漏也。经年成漏者，与痔漏之漏相同。但在颈则曰瘰漏，在痔则曰痔漏。"又云："凡痈疽久则脓流出，如缸瓮之有漏。"

留连肉腠 王注："久瘀内攻，结于肉理。"知肉腠即肉理。《金匮》云："腠者，是三焦通会元真之处，为血气所注。理者，是皮肤藏府之文理也。"《仪礼·公食大夫礼》"载体进奏"注："奏，谓皮肤之理也。"又《乡饮酒礼》："皆右体进腠。"注："腠，理也。"《阴阳应象大论》王注："腠理，谓渗泄之门。"高云："肉腠或空或突而如嵝，而难愈也。"汪以四字接下句，而释之云："寒气留连于肉腠之间，由俞穴传化，而薄于藏府，则为恐畏惊骇，此阳气被伤，不能养神也。"此说恐非是。

俞气化薄 吴云："俞，输同。有传送之义。"马云："各经皆有俞穴，此非井荥输经合之输。凡一身之穴，皆可曰俞。邪气变化依薄，传为善畏及惊骇之疾。畏主心肾。《阴阳应象》云喜伤心，恐胜喜。又恐伤肾。思胜恐。骇主肝言。《金匮真言》云其病发惊骇。"简按：王以俞为背俞，恐非也。

营气不从 马云："惟阳气不固，则营气者，阴气也。营气不能与卫气相顺，而卫气逆于各经分肉之间，亦生痈肿之疾矣。"吴云："不从，不顺也。肉理，腠理也。"简按：楼氏《纲目》改定，乃生大偻，营气不从，逆于肉理，乃生痈肿。陷脉为瘘，留连肉腠，俞气化薄，传为善畏。楼云："'营气不从，逆于肉理，乃生痈肿'十二字，旧本元误在'及惊骇'之下。夫阳气因失卫，而寒气从之为偻，然后营气逆而为痈肿。痈肿失治，然后陷脉为瘘，而陷留连于肉腠焉。"盖其所改定，虽不知古文果然否，其说则颇明备，故附存于此。

魄汗 吴云："魄，阴也。阴汗不止。"张云："汗由阴液，故曰魄。"马云："肺主藏魄，外主皮肤，故所出之汗，亦可谓之魄汗也。"简按：数说并误。魄、白古通。《礼记·内则》"白膜"作"魄膜"。《淮南·修务训》云："奉一爵酒，不知于色，挈一石之尊，则白汗交流。"《战国策》鲍彪注：白汗，不缘暑而汗也。《楚策》阴阳别论："魄汗未藏。"王注流汗未止。

形弱而气烁 马云："魄汗未尽，穴俞未闭，形体弱而气消烁，乃外感风寒。致穴俞已闭，当发为风疟《疟论》言疟之为证，非独至秋有之，四时皆能成疟也。"简按：王注有"至于秋，秋阳复收"之言，故论及之。

风疟 此即疟耳，必非有一种风疟者。《金匮真言》云："秋善病风疟。"又云："夏暑汗不出者，秋成风疟。"《刺疟》云："风疟，发则汗出恶风。"《疟论》云："夫痎疟皆生于风。"俱可证也。

故风者百病之始也 张云："凡邪伤卫气，如上文寒、暑、湿气风者，莫不缘风气以入，故风为百病之始。"

上下不并 吴云："阳谓之上，阴谓之下。阳中有阴，阴中有阳，谓之并。言风寒为病之久，则邪气传变。阳自上而阴自下，谓之不并。是水火不相济，阴阳相离。"简按：王解并字为交通，与吴之意符焉。

良医 王充《论衡》云："医能治一病，谓之巧。能治百病，谓之良。故良医服百病之方，治白人之疾。"

阳气当隔 马云："隔者，乖隔不通之谓也。"简按：隔，非噎隔之隔。王、马并引三阳结谓之隔。恐非也。

反此三时 志云："平旦、日中、日西也。"

形乃困薄 马云："未免困窘而衰薄矣。"

起亟也 吴改为"守也"。马云："营气藏五脏之精。随宗气以营运于经脉中，而外与卫气相表里。卫气有所应于外，营气即随之而起。夫是之谓起亟也。"张云："亟，即气也。《阴阳应象》曰：精化为气，即此藏精起气之谓。亟，音气。"志云："阴者主藏精，而阴中之气，亟起以外应。阳者主卫外，而为阴之固也。"汪云："起者，起而应也。外有所召，则内数起以应也。如外以顺召，则心以喜起而应之。外以逆召，则肝以怒起而应之之类也。"简按：数说未知孰是，汪解似易晓焉，且王意亦似当然。

并乃狂　张云："并者，阳邪入于阳分，谓重阳也。"简按：与王注异义同意。

阳不胜其阴　高云："阴寒盛也。阴寒盛则五脏气争。争，彼此不和也。"

陈阴阳　张云："犹言铺设得所，不使偏胜也。"吴云："陈，设也。"简按：王、陈读循，未详所据。

气立如故　张云："人受天地之气以立命，故曰气立。然必阴阳调和，而后气立如故。首节所谓生之本于阴阳者，正此两节之谓。"简按：王云："真气独立，似明切焉。"

风客淫气　王注《痹论》云："淫气，谓气之妄行者。"简按：《说文》："淫，浸淫随理也。"徐云："随其脉理，而浸渍也。"马云："风来客之，浸淫以乱营卫之气，则风薄而热起。"似不妥帖。

因而饱食　张云："此下三节，皆兼上文风客淫气而言也。风气既淫于外，因而饱食，则随客阳明云云。"简按：下文有三因字，故有此说。

肠澼为痔　吴云："肠中澼沫，壅而为痔。"简按：《续字汇》：澼，肠间水。盖本于本篇而释者，窃考澼本是癖，以其肠间辟积之水，故从水作澼。《外台》癖饮，或作澼饮。与《庄子》漱澼洸之澼义迥别。肠澼二字，《素》《灵》中凡十见，多指赤白滞痢而言。惟本篇云肠澼为痔。盖古肠垢脓血，出从谷道之总称。王下一"而"字，云"肠澼而为痔"，吴乃扩其意以释之，固是也。张云："为肠澼为痔，而下痢脓血也。"此似卤莽读去者。马云：

"其肠日常澼积，渐出肛门而为痔。"此岂以澼为襞之义乎？难从。

因而强力 吴、张并从王注，而为"强力入房"。马、志、高则为"强用其力"。简按：下文云肾气乃伤，则王注似为得矣。

阳密乃固 《巢源》作"阴密阳固"。出十二卷"冷热病候"。考下文云，阳强不能密，阴气乃绝，则《巢源》误。志云："此总结上文之义，而归重于阳焉。"

是谓圣度 高云："上文云圣人陈阴阳，内外调和，故复言因而和之。"志云："是谓圣人调养之法度。"

因于露风 马云："此上文见雾露之谓，王注以露为裸体者，非。"志云："露，阴邪也。风，阳邪也。在天阴阳之邪，伤吾身之阴阳，而为寒热病矣。"张云："因露于风者，寒邪外侵，阳气内拒，阴阳相薄，故生寒热。"简按：张注与王意稍同。

洞泄 《阴阳应象》作"飧泄"。《论疾诊尺》作"后泄肠澼"。知洞泄即是飧泄。《邪气藏府病形》云："洞者，食不化，下嗌还出。"《甲乙》作"洞泄"。盖洞筒同。《说文》："筒，通箫也。"徐云："通洞无底，汉元帝吹洞箫。注，与筒同。水谷不化，如空洞无底，故谓之洞泄。"《巢源》："洞泄者，痢无度也。"《水谷痢候》引本篇文详论之，当参考。又见《小儿洞泄下利候》。王氏《准绳》云："飧泄，水谷不化而完出。"是也。《史记·仓公传》迥风，《太平御览》。作洞风。即此也。或饮食大过，肠胃所伤，亦致米谷不化，此俗呼水谷利也。邪气留连，盖至夏之谓。高云："邪气留连，至夏乃为洞泄。"

痎疟 《千金》作"痎疟"。说具于《疟论》。

秋伤于湿，上逆而咳 张云："湿土用事于长夏之末，故秋伤于湿也。秋气通于肺，湿郁成热，则上乘肺金。故气逆而为咳嗽。"简按：《溯洄集》云："湿乃长夏之令，何于秋言。盖春夏冬，每一时各有三月，故其令亦各就其本时而行也。若长夏则寄旺于六月之一月耳，秋虽亦有三月，然长夏之湿令，每侵过于秋而行，故曰秋伤于湿。"秋令为燥，然秋之三月，前近于长夏。其不及则为湿所胜，其太过则同于火化，其平气则又不伤人。此经所以于伤人，止言风暑湿寒，而不言燥也。或问余曰：五运六气七篇所叙，燥之为病甚多，何哉？余曰：运气七篇，与《素问》诸篇，自是两书，作于二人之手，其立意各有所主，不可混言。王冰以为七篇参入《素问》中，本非《素问》元文也。余今所推之义，乃是《素问》本旨，当自作一意看。此当只以秋发病为论，湿从下受。故于肺为咳，谓之上逆。夫肺为诸气之主，今既有病，则气不外运。又湿滞经络，故四肢痿弱无力，而或厥冷也。《阴阳应象大论》所谓冬生咳嗽，既言过时，则与本篇之义颇不同矣。简按：安道此论极精，兹揭其要。当熟玩全篇。

痿厥 张云：《太阴阳明论》曰："伤于湿者，下先受之。"上文言因于湿者，大筋缨短，小筋弛长。缨短为拘，弛长为痿。所以湿气在下，则为痿为厥。痿多属热，厥则因寒也。

温病 《论疾诊尺》作"瘅热"。《溯洄集》云："寒者，冬之令也。冬感之偶不即发，而至春其身中之阳，虽始为寒邪所郁，不得顺其渐升之性，然亦必欲应时而出，故发为温病也。"又云："春为温病者，盖因寒毒中人肌肤，阳受所郁，至春天地之阳气外发，其人身受郁之阳，亦不能出，故病作也。"韩祇和曰：冬时感寒郁阳，至春时再有感，而后发。余谓此止可论温病之有恶寒者耳。其不恶寒者，则亦不为再感而论发也。故仲景曰：太阳病发热而渴，不恶寒者，为温病。是也。马云：《热论》曰："凡病伤寒而成温者，先夏至者为病温，后夏至日者为病暑。"《阴阳应象大论》云："冬伤于寒，春必病温。"《伤寒论》云：冬感于寒，至春变为温病，则温之为义明矣。杨玄操释《五十八难》之温病，以为是疫疠之气者，非也。

肝气以津 马云："肝气津淫而木盛。"张云："津，溢也。"

脾气乃绝 志云："肝多津液，津溢于肝，则脾气乃绝其转输矣。"简按：即是本王注意。

大骨气劳 马云："即上节之所谓'高骨'也，《玉机真脏论》亦谓之'大骨'。"汪昂云："高骨，腰间命门穴上有骨高起。"张云："劳困剧也。"

喘满 《汉·石显传》："忧满不食。"注："满，懑同。"王注：令人心闷，盖"满"读为"懑"也。

胃气乃厚 简按：王注：脾气不濡，胃气强厚。此盖脾约证。《伤寒论》曰："跌阳脉浮而涩，浮则胃气强，涩则小便数。浮涩相搏，大便则坚，其脾为约，麻子仁圆主之。"是也。张云："脾气不濡，则胃气留滞，故曰乃厚。厚者，胀满之谓。已觉欠理。"汪昂云："按酸咸甘辛，言其害，而不及其利也。味苦，言其利，而未及其害也，古文不拘一例，不必穿凿强解。"是以胃气厚为利，甚误。

沮弛 张云："沮，坏也。"志云："遏抑也。"简按：王训润，恐非是。

精神乃央 新校正云："央，乃殃也。"马云："央者，半也。《四气调神论》有未央绝灭，此言精神仅可至半也。"简按：二说并通。王训久，恐误。又按五味偏过生疾，其例不一，言脾气者二，言心气者亦二。肝气、肾气、胃气各一，而不及肺气，未详何理。抑古文误邪。

凑理 《广雅》："凑，聚也。"《汲冢周书》："周于中土，以为天下之大凑。"盖会聚元真之处，故谓之凑。以其在肌肉中。又从肉作腠。《文心雕龙》："腠理无滞。"吴注《举痛论》云："腠，汗孔也。理，肉纹也。"《疟论》："汗空疏，腠理开。"知是以腠为汗孔者误。

气骨以精 宋本，作骨气。高云："五味和，则肾主之骨以正，肝主之筋以柔，肺主之气，心主之血以流，脾主之凑理以密。诚如是也，则有形之骨、无形之气，皆以精粹，可谓谨道如法。生气通天，而长有天命矣。"

素问识·卷一·金匮真言论篇第四

马云："《灵枢·二十五人》篇有金柜藏之，其柜从木，义盖同也。"简按：《汉·高帝纪》："如淳云：金匮，犹金縢也。"师古曰："以金为匮，保慎之义。"

天有八风　《灵枢·九宫八风》篇大弱风、谋风、刚风、折风、大刚风、凶风、婴儿风、弱风也，以上八风，萧吉《五行大义》引《太公兵书》，与《吕览》及《白虎通》所载异。

经有五风　马云："风论有五藏风，岂八风之外，复有五风乎！八风发其邪气，入于五藏之经，而发病已。"简按：吴云："经，风论也。"非是。

所谓得四时之胜者　吴接上句，云："此所谓得四时之胜，而变病也。"简按：以下三十二字，文义不顺承，恐他篇错简。此一节，又见《六节藏象论》王氏补文中。

俞　吴云："输同，五藏之气至此，而转输传送也。"简按：经文，俞、输、腧通用。《玉篇》："腧，五藏腧也。"《史记》"五藏之输"，注："经穴也。"《项氏家说》云："腧，象水之窦，即窬字也。"见《难经汇考》。

病在藏　王、马、张并云：心藏。志云："夏时阳气发越在外，藏气内虚，故风气乘虚而内薄。"

病在四肢　马云："上文言腰股，而此言四肢者，以四肢为末，如木之枝，得寒而凋，故不但腰股为病，而四肢亦受病也。"高云："支，肢同。余篇仿此。"

故春善病鼽衄　志云："以下三'故'字，皆顶上文'东风生于春'节而言。"高本"衄"作"䶊"。注云："音忸，今讹衄，非。"简按：《诗·鄘风》："女子善怀。"笺："善，犹多也。"鼽，作鼽为是。《说文》："鼽，病寒鼻窒也。"《释名》："鼻塞曰齆。齆，久也。涕久不通，遂至窒塞也。"《礼·月令》："民多鼽嚏。"《吕览》作"鼽窒"。高诱注："鼽，齆鼻也。"《灵枢·经脉》篇："实则鼽窒，虚则鼽衄。"王氏乃为洟齈同，鼻液也之义，未详所据。衄，《说文》："鼻出血也。"《篇海》："衂，通作衄。"《说文》无衂字，高氏改用俗字，非。

秋善病风疟 高云："秋病肩背，俞在肩背，故秋善病风疟。风疟者，寒栗而肩背振动也。"简按：《疟论》云："邪客于风府，循膂而下，卫气一日一夜，大会于风府。"可见疟邪自肩背始也，肩背振动之解欠详。

冬善病痹厥 马云："冬气者，病在腰股，又在四肢，故痹病厥病，从之而生矣。"

按跷 《史记·扁鹊传》："镵石桥引。"《索隐》云："桥，谓按摩之法。"《说苑》："子越扶形，子游矫摩。"《灵·病传》篇："乔摩灸熨。"盖跷，九兆切，与矫通。桥乔并同。《易·说卦》："坎为矫輮"。疏："使曲者直为矫，使直者曲为輮。"盖跷乃按摩矫揉之谓，王注似迂。楼氏《纲目》云："按跷二字非衍文，其上下必有脱简。即冬不藏精者，春必温病之义也。"

春不病颈项 吴本无"春"字。简按：前文无病颈项之言。此五字恐剩文。

仲夏不病胸胁 吴本无"仲"字。非。

飧泄而汗出也 此六字，新校正云："疑剩文。"是。李冶《古今黇》云："按本经《生气通天论》云：春伤于风，夏乃洞泄。夏伤于暑，秋为痎疟。秋伤于湿，冬为痿厥。冬伤于寒，春必病温。由是而言，春夏秋冬，无论启闭，政宜随时导引，以开通利导之，但勿发泄使至于汗出耳。窃疑本经当云冬不按跷，春必鼽衄，或病颈项。春不按跷，仲夏必病胸胁，长夏必病洞泄寒中。夏不按跷，秋必风疟。秋不按跷，冬必痹厥。其'飧泄而汗出也'

一句，'殄'字当析之为'勿令'二字。如此则辞旨俱畅，可为通论矣。大抵导引，四时皆可为之，惟不得劳顿至于汗出。而苟劳顿至于汗出，则非徒无益，或反以致他疾，不特于闭藏之时为不可。虽春夏发生长育之时亦不可，王太仆不悟本经舛漏，坚主冬不按跷，谓按跷则四时俱病。盖为纸上语所牵，而肆为臆说也。利害所系甚重，予于是乎有辨。"简按：李说反似肆为臆说，然其理固不可掩，故备录此。

故藏于精者，春不病温　张云："人身之精，真阴也，为元气之本。精耗则阴虚，阴虚则阳邪易犯，故善病温。此正谓冬不按跷，则精气伏藏，阳不妄升，则春无温病。又何虑乎鼽衄颈项等病！"简按：《伤寒论》："太阳病，发热而渴，不恶寒者，为温病。"程应旄注云："太阳初得之一日，即发热而渴。不恶寒者，因邪气早已内蓄。其外感于太阳，特其发端耳。其内蓄之热，固非一朝一夕矣。盖自冬不藏精而伤于寒，时肾阴已亏，一交春阳发动，即病未发。而周身经络，已莫非阳盛阴虚之气所布濩。所云至春发为温病者，盖自其胚胎受之也。"

夏暑汗不出者，秋成风疟　吴云："冬宜闭藏，失之则如上条所论。夏宜疏泄，逆之而汗不出，则暑邪内伏。遇秋风凄切，金寒火热，相战为疟。"张云："以上二节，一言冬宜闭藏，一言夏宜疏泄。冬不藏精则病温，夏不汗泄则病疟。阴阳启闭，时气宜然。此举冬夏言，则春秋在其中矣。"

此平人脉法也　吴云："脉法犹言诊法也。"马云："此皆因时为病，脉亦宜知。乃平病患之脉法也。"张云："脉法者，言经脉受邪之由然也。"简按：以上三说，并属曲解。新校正云："详此下义，与上文不相接，盖疑其有阙文者，良然。"

平旦　《四书脉》云："平者，中分之意，乃天地昼夜之平分也。"平明、平晓，义同。《说文》："旦，明也，从日见一上。一，地也。"简按：顾炎武《日知录》云："平旦者，寅也。"可疑。李云："平旦至日中，自卯至午也。"是。

黄昏　《月令广义》云："日落，天地之色玄黄，而昏昏然也。又曰昏黄。"简按：《日知录》云："黄昏者，戌也。"亦可疑。李云："日中至黄昏，自午至酉也。"

合夜　简按：犹暮夜，言日暮而合于夜也。盖定昏之谓。《淮南子》："日至虞渊，是谓黄昏。至于蒙谷，是谓定昏。"李云："合夜至鸡鸣，自酉至子也。此乃以黄昏合夜为一，其以相去不远，均为酉刻也。"马则为《灵·营卫生会》篇所云合阴之义。然合阴即人定。亥也。张则为子前，并不可从。

鸡鸣　张云："子前为阴中之阴，子后为阳中之阳。"李云："鸡鸣至平旦，自子至卯也。"简按：《囯小绀珠》《日知录》之类，并以丑为鸡鸣。今张、李二氏，以子为鸡鸣者，因以一日分四时，而子午当二至，卯酉当二分。日出为春，日中为夏，日入为秋，夜半为冬也。虽鸡未尝以子而鸣。然理固不得不然矣。

背为阳，腹为阴　张云："人身背腹阴阳，议论不一。有言前阳后阴者，如老子所谓'万物负阴而抱阳'是也。有言前阴后阳者，如此节所谓'背为阳腹为阴'是也。似乎相左。"观邵子曰："天之阳在南，阴在北。地之阴在南，阳在北。天阳在南，故日处之。地刚在北，故山处之。所以地高西北，天高东南。然则老子所言，言天之象。故人之耳目口鼻动于前，所以应天，阳面南也。本经所言，言地之象，故人之脊骨肩背峙于后，所以应地，刚居北也。矧以形体言之，本为地象。故背为阳，腹为阴。而阳经行于背，阴经行于腹也。天地阴阳之道，当考伏羲六十四卦方圆图。圆图象天，阳在东南。方图象地，阴在西北。其义最精，燎然可见。"简按：程子曰："一身之上，百理具备，甚物是没底。背在上，故为阳。胸在下，故为阴。至如男女之生，已有此象。"

膀胱三焦　王引《灵枢》文，与《宣明五气》注同。今《灵枢》中无所考。《本脏》篇云："肾合三焦膀胱。"《本输》篇云："三焦者，足少阳太阴之所将，太阳之别也。"此与王所引义略同。三焦详义，出《五脏别论》。

冬病在阴，夏病在阳 高云："冬病在阴，肾也。下文云：阴中之阴，肾也。夏病在阳，心也。下文云：阳中之阳，心也。知冬病在阴，夏病在阳，则知阴中之阴、阳中之阳矣。"

春病在阴，秋病在阳 高云："春病在阴，肝也。下文云：阴中之阳，肝也。秋病在阳，肺也。下文云：阳中之阴，肺也。知春病在阴，秋病在阳，则知阴中之阳、阳中之阴矣。"

雌雄 张云："即牝牡之谓。"吴云："五行皆有雌雄，如甲为雄，乙为雌。肝为雌，胆为雄也。"志云："雌雄，藏府也。"

相输应也 吴云："转输传送，而相应也。"志云："输应，交相授受也"。

收受 吴云："五方之色，入通五藏，谓之收。五脏各藏其精，谓之受。"张云："言同气相求，各有所归也。"

东方青色入通于肝 《白虎通》云："肝，木之精也。东方者，阳也，万物始生，故肝象木色青而有枝叶。"

开窍于目 《白虎通》云："肝，目之为候。何？目能出泪，而不能纳物？木亦能出枝叶，不能有所内也。"《五行大义》云："肝者，木藏也。木是东方显明之地，眼目亦光显照了，故通乎目。"

其病发惊骇 新校正疑为衍文，是。据下文例，当云"故病在头"。

其味酸 《洪范》："木曰曲直，曲直作酸。"郑注："木实之性。"《正义》云："木生子实，其味多酸，五果之味虽殊，其为酸一也。是木实之性然也。"《月令》春云"其味酸"是也。

其畜鸡 《五行大义》云："郑玄云：鸡属木，此取其将旦而鸣近寅木，故又振羽翼，有阳性也。"《贾谊新书》云："鸡，东方之牲也。"

其谷麦 《月令》郑注云："麦实有孚甲，属木。"

上为岁星 《五行大义》云："岁星，木之精。其位东方，主春。以其主岁，故名岁星。"简按：上，上声。

是以春气在头也 坊本，气，误作风。简按：据文例，当云"知病之在筋"。

其音角 《月令·正义》云："角，是扣木之声。"《汉·律历志》云："角者，触也。阳气蠢动，万物触地而生也。"

其数八 《月令》郑注云："数者，五行佐天地生物成物之次也。"《易》曰："天一地二，天三地四，天五地六，天七地八，天九地十。而五行自水始，火次之，木次之，金次之，土为后。木生数三，成数八。但言八者，举其成数。"《正义》云："按《尚书·洪范》云：'一曰水，二曰火，三曰木，四曰金，五曰土。'故其次如是也。"郑注《易·系辞》云："天一生水于北，地二生火于南，天三生木于东，地四生金于西，天五生土于中。按原文此语再见，其一。此下有以益五行生之本句。阳无耦，阴无配，未得相成。地六成水于北，与天一并。天七成火于南，与地二并。地八成木于东，与天三并。天九成金于西，与地四并。地十成土于中，与天五并也。"是郑氏之意。但言八者，举其成数者，金木水火，以成数为功。

是以知病之在筋也 推余方之例，此八字系于错出，当在"上为岁星"之后。

其臭臊 马云："《礼·月令》：'其臭膻，膻，与臊同。'"简按：《月令·正义》云："通于鼻者谓之臭，在口者谓之味，臭则气也。"《说文》："臊，豕膏臭也；膻，羊气也。"《五行大义》云："春物气与羊相类。"

南方赤色入通于心 《白虎通》云："心，火之精。南方尊阳在上，卑阴在下。礼有尊卑，故心象火，色赤而锐也。"

开窍于耳 汪昂云："耳为肾窍，然舌无窍，故心亦寄窍于耳。是以夜卧闻声，而心知也。"简按：此似曲说，而亦有理。

其味苦 《洪范》："火曰炎上，炎上作苦。"《月令·夏》云："其臭焦，其味苦。"郑注："焦气之味。"《正义》云："火性炎上，焚物则焦，焦是苦气。"

其畜羊 《月令》："春食麦与羊。"郑注：羊，火畜也。时尚寒，食之以安性也。简按：王云："言其未。"非。

其谷黍 志云："黍，糯小米也，性温而赤色，故为心之谷。"简按：《五行大义》云："黍，色赤性热。"又云："黍，舒散属火。"

上为荧惑星 《五行大义》云："荧惑，火之精，其位南方，主夏，以其出入无常，故名荧惑。"

是以知病之在脉也 张云："心主血脉也。"

其音徵 《汉·律历志》云："徵者，祉也，万物大盛蕃祉也。"

中央黄色入通于脾 张云："土王四季，位居中央，脾为属土之义，其气相通。"简按：《白虎通》云："脾，土之精，故脾象土色黄也。"

故病在舌本 志云："《灵枢》曰：'脾者，主为卫，使之迎粮，视唇舌好恶，以知吉凶。'是脾气之通于舌也。"高云："《灵枢·经脉》篇云：脾是动则病舌本强，故病在舌本。"简按：前文例，当云病在脊。

其味甘 《洪范》："土爰稼穑，稼穑作甘。"郑注："甘味生于百谷。"《正义·谷》："谷是土之所生，故甘为土之味也。"《月令》云："其味甘，其臭香，是也。"

其畜牛 《月令·中央》郑注："牛，土畜也。"《正义》云："《易》坤为牛，是牛属土也。"简按：王注牵强。

其谷稷 张云："稷，小米也。粳者为稷，糯者为黍，为五谷之长，色黄属土。"简按：《月令·中央》："食稷与牛。"郑注："稷，五谷之长。"

上是镇星 《五行大义》云："镇星，土之精。其位中央，主四季，以其镇宿不移，故名镇星。"《汉·天文志》："填星中央季夏土。"

其音宫 　《汉·律历志》云："宫者，中也。居中央，畅四方，唱始施生，为四声之经。"

其数五 　志云："五，土之生数也。土居五位之中，故独主于生数。"简按：沈括《笔谈》云："《洪范》五行，数自一至五。先儒谓之，此五行生数，各益以土数，以为成数。以谓五行非土不成，故水生一而成六，火生二而成七，木生三而成八，金生四而成九，土生五而成十。"简按：此皇氏之说，见《月令·正义》云，此非郑义，今所不取。惟黄帝《素问》，土生数五，成数亦五。盖水火木金，皆待土而成。土更无所待，故止一五而已。画而为图，其理可见。为之图者，设木于东，设金于西。火居南，水居北，土居中央，四方自为生数，各并中央之土，以为成数。土自居其位，更无所并，自然止有五数。盖土不须更待土而成也，合五行之数为五十，则大衍之数也。此亦有理。今考土举生数，而水火金木举成数者，不特本经已，《礼·月令》亦然，沈氏何不及此。

其臭香 　《五行大义》云："《元命苞》曰：香者土之乡气，香为主也。"许慎云："土得其中和之气，故香。"

西方白色入通于肺 　《白虎通》云："肺，金之精。西方亦金成万物也，故象金色白。"

开窍于鼻 　《白虎通》云："鼻出入气，高而有窍，山亦有金石累积，亦有孔穴。出云布雨，以润天下。雨则云消，鼻能出纳气也。"

故病在背 　吴云："上言秋气者，病在背。"

其味辛 　《洪范》："金曰从革。从革作辛。"郑注："金之气。"《正义》云："金之在火，别有腥气，非苦非酸，其味近辛，故辛为金之气味。"《月令·秋》云"其味辛，其臭腥"是也。

其畜马 　《周礼·六牲》，马其一也。《穆天子传》有献食马之文。郭璞注云："可以供厨膳者。"

其谷稻　志云："稻色白而秋成，故为肺之谷。"详出《汤液醪醴》。

太白星　《五行大义》云："太白，金之精。其位西方，主立秋，金色白，故曰太白。"

其音商　《汉·律历志》云："商者，章也。物成章明也。"

其臭腥　《五行大义》云："西方杀气腥也。"许慎云："未熟之气腥也，西方金之气象此。"

北方黑色入通于肾　《白虎通》云："肾，水之精。北方水，故肾色黑。"

开窍于二阴　《白虎通》云："水阴，故肾双窍为之候。能泻水，亦能流濡。"

故病在溪　张兆璜云："溪者，四肢之八溪也。冬气伏藏，故溪为之病。"八溪，见《五脏生成》篇，谓肘膝腕也。简按：上文云：冬气者，病在四支。此说得之。

其味咸　《洪范》："水曰润下，润下作咸。"郑注："水卤所生。"《正义》云："水性本甘，久浸其地，变而为卤，卤味乃咸。"《月令·冬》云"其味咸，其臭朽"是也。

其畜彘　《月令·冬》郑注："彘，水畜也。"扬雄《方言》云："猪，北燕朝鲜之间谓之豭，关东西或谓之彘。"

其谷豆　《月令·夏》郑注："菽，实孚甲坚合，属水。"

上为辰星　《五行大义》云："辰星，水之精。其位北方主冬，是天之执正，出入平时，故曰辰星。"

其音羽　《汉·律历志》云："羽者，宇也。物藏聚萃，宇覆之也。"

其臭腐　《月令·冬》："其臭朽。"郑注云："水之臭。"《正义》云："水受恶秽，故有朽腐之气。"《五行大义》云："水受垢浊，故其臭腐朽也。"

故善为脉者　吴云："脉，犹言诊也。"

一逆一从　马云："反四时者为逆，顺四时者为从。"志云："此总结经脉之道，生于五藏，连于六府，外合五方五行阴阳六气，表里循环，有顺有逆。"高云："一逆一从，诊脉法也。由举而按，是为逆，从按而举，是为从。"简按：数说未知孰是，高注似凿。

非其人勿教非其真勿授　张云："《气交变大论》曰：'得其人不教，是谓失道。'传非其人，漫泄天宝，此之谓也。"高云："非其人勿教，人难得也；非其真勿授，真难遇也。得人得真，自古难之；勿教勿授，自古秘之。金匮真言，此之谓也。"

素问识·卷一·阴阳应象大论篇第五

吴云：天地之阴阳，一人身之血气。应象者，应乎天地，而配乎阴阳五行也。

阴阳者天地之道也　《淮南子》云："天地之袭精为阴阳，阴阳之专精为四时，四时之散精为万物。"

纲纪　《诗·大雅》："纲纪四方。"传："张之为纲，理之为纪。"疏："纲者网之大绳，纪者别理丝数。"

变化之父母　《月令·正义》云："先有旧形，渐渐改者，谓之变。虽有旧形，忽改者，谓之化。又天地阴阳运行则为化，春生冬落则为变。又自少而壮，自壮而老，则为变。自有而无，自无而有，为化。"《书·泰誓》曰："天地万物父母。"

神明之府也　《淮南·泰族训》云："其生物也，莫见其所养而物长。其杀物也，莫见其所丧而物亡。此之谓神明。"

治病必求于本　志云："本者，本于阴阳也。人之脏腑气血表里上下，皆本乎阴阳。而外淫之风寒暑湿，四时五行，亦总属阴阳之二气。至于治病之气味，用针之左右，诊别色脉，引越高下，皆不出乎阴阳之理。故曰治病必求其本。"简按：此句，诸家并衍王义，而志聪注最为明备。

积阳为天，积阴为地　高云："阴阳者，天地之道也。"故"积阳为天。积阴为地"。

阴静阳躁　高云："阴阳者，万物之纲纪。故阴静阳躁，静而有常则为纲，躁而散殊则为纪。"

阳生阴长，阳杀阴藏　高云："阴阳者，生杀之本始，故阳生而阴长，阳杀而阴藏。"简按：王注《神农》曰："与《天元纪大论》文同。"此二句，诸家殊义，如李氏则举三说，然新校正说，最为确当。

阳化气，阴成形　高云："阴阳者，变化之父母，故阳化气，阴成形。言阳化而为气，阴变而为形。"李云："阳无形，故化气；阴有质，故成形。"马云："阳化万物之气，而吾人之气，由阳化之。阴成万物之形，而吾人之形，由阴成之。"

寒极生热，热极生寒　李云："冬寒之极，将生春夏之热。冬至以后，自复而之干也。夏热之极，将生秋冬之寒。夏至以后，自姤而之坤也。"马云："吾人有寒，寒极则生而为热。如今伤寒而反为热证者，此其一端也。吾人有热，热极则生而为寒。如今内热已极，而反生寒栗者。此其一端也。"

清气在下，则生飧泄　马云："热气主阳，阳主上升而不凝，故清气生焉。清气生阳，宜在上，今反在下，则生飧泄。盖有降而无升也。"简按：《圣济总录》云："《内经》曰：'清气在下，则生飧泄。'又曰：'久风为飧泄。'夫脾胃，土也。其气冲和，以化为事。今清浊相干，风邪之气久而干，故冲气不能化，而食物完出。夕食谓之飧，以食之难化者，尤在于夕食。故不化泄出也，谓之飧泄。此俗所谓水谷利也。"今考《说文》云："餐，铺也。从夕甫声，是与飧字自异。"《总录》夕食之说，未见所出。详义已见于前。

浊气在上则生䐜胀 马云："浊气主阴，宜在下。今反在上。则生䐜胀。盖有升而无降也。"张云："䐜胀，胸膈满也。"简按：《圣济总录》云："《内经》曰：'浊气在上，则生䐜胀。'夫清阳为天，浊阴为地，二者不可相干。今浊气在上，为阴气干扰。而清阳之气，郁而不散，所以䐜塞而胀满常若饱也。"《广韵》："䐜，昌真切。肉胀起也。"

阴阳反作，病之逆从也 吴云："反作，倒置也。逆从，不顺也。"张云："作，为也。"志云："此吾人之阴阳反作气之逆从而为病也。此论阴阳体位，各有上下。"马云："按自'阳化气'以下，即当著人身说者。观下清气浊气之为在下在上生病，口气紧顶。则'阳化气'四句，不得泛说。"简按：《千金·肾藏门》云："阴阳翻作，阳气内伏，阴气外升。"知是反翻通。

雨出地气，云出天气 高云："地气上为云，而曰云出天气，自上而下，然后自下而上也。天气下为雨，而曰雨出地气，从下而上，然后从上而下也。阴阳上下，既神且明。"简案：《性理大全》朱子云："雨如饭甑有盖，其气蒸郁，而汗下淋漓，则为雨。"

清阳出上窍 马云："如涕唾气液之类。"

浊阴出下窍 马云："如污秽溺之类。"

清阳发腠理，浊阴走五藏 志云："清阳之气，通会于腠理。而阴浊之精血，走于五藏，五藏主藏精者也。"

清阳实四肢，浊阴归六府 志云："四肢为诸阳之本，六府者，传化物而不藏。此言饮食所生之清阳，充实于四支，而浑浊者归于六府也。饮食之有形为浊，饮食之精气为清。"简按：以上三段，对言清阳浊阴，而其义各殊。王注不太明。

阳为气，阴为味 张云："气无形而升，故为阳。味有质而降，故为阴。此以药食气味言也。"

味归形，形归气 张云："归，依投也。出《诗·曹风》毛传五味生精血以成形，故味归于形。形之存亡，由气之聚散，故形归于气。"志云："阴为味，阴成形，地食人以五味，以养此形，故味归形。阳化气，诸阳之气，通会于皮肤肌腠之间，以生此形，故形归气。"

气归精，精归化 张云："气者，真气也，所受于天，与谷气并而充身者也。人身精血，由气而化，故气归于精。精者，坎水也，天一生水，为五行之最先，故物之初生，其形皆水。由精以化气，由气以化神。是水为万物之原，故精归于化。"简按：《家语》云："男子十六，精化小通。"《通雅》：小通，言人道也。并为化生之义。又按：上文云："阳为气，阴为味。"吴云："臊、焦、香、腥、腐为气，酸、苦、甘、辛、咸为味。"此固然矣。故形归气，气归精。精食气，气生形，气伤精之"气"字，似与五味对言，而为五气之气。然至下文"精化为气，气伤于味"而穷矣。故姑从张氏之义。

精食气，形食味 张云："食，如子食母乳之义。气归精，故精食气。味归形，故形食味。"马云："所谓气归精者，以精能食万物之气也，精赖气而生，犹云食此气耳。主物之气言。所谓味归形者，以形能食万物之味也，形赖味而滋，犹云食此味耳。"

化生精，气生形 马云："所谓精归化者，以化生此精也，化为精之母，故精归于化耳。所谓形归气者，以气生此形也，气为形之父，故形归于气耳。"指人身之气言。简按：以上四句，乃解前文四句之义，故马氏下"所谓"字而释之。

精化为气 张云："谓元气由精而化也。上文既云气归精，是气生精也。而此又曰精化气，是精生气也。二者似乎相反，而不知此正精气互根之妙，以应上文天地云雨之义也。"李云："气本归精，气为精母也。此云'精化为气'者，精亦能生气也，如不好色者，气因以旺也。"

气伤于味 张云："上文曰'味伤形'，则未有形伤而气不伤者，如'云味过于酸，肝气以津，脾气乃绝'之类，是皆味伤气也"。马云："凡物之味，既能伤人之形，独不能伤人之气乎。"《左传·晋屠蒯》曰："味以行气。"

壮火之气衰，少火之气壮 马云："气味太厚者，火之壮也，用壮火之品，则吾人之气，不能当之。而反衰矣。如用乌、附之类。而吾人之气，不能胜之，故发热。气味之温者，火之少也，用少火之品，则吾人之气，渐尔生旺而益壮矣。"如用参、耆之类，而气血渐旺者，是也。

壮火食气，气食少火 马云："何以壮火之气衰也？正以壮火能食吾人之气，故壮火之气自衰耳。何以少火之气壮也？正以吾人之气，能食少火，故少火之气渐壮耳。"

壮火散气，少火生气 马云："惟壮火为能食人之气。此壮火所以能散吾人之气也，食则必散，散则必衰，故曰'壮火之气衰'。惟吾人之气，为能食少火之气，此少火所以能生吾人之气也。食则必生，生则必壮，故曰'少火之气壮'。按此节，分明论万物有阴阳气味，而吾人用之，有为泄、为通、为发泄、为发热，及衰壮生散之义。王注不明，与前后阴阳气味俱无著，非本篇之大旨也。"简按：壮火少火，承上文发热以喻之，气薄喻少火，厚喻壮火，马注为稳帖。汪氏则訾马注云："是桂、附永无用之期也。"盖概论已。再按张氏辈，漫然以火为阳气，其义虽似精微，与前后文，不相承接，故不可从矣。

阴胜则阳病，阳胜则阴病 张云："此下言阴阳偏胜之为病也。阴阳不和，则有胜有亏，故皆能为病。"简按：马以此以下，接前文，为气味大过生病之义；志同，并不可凭。

重寒则热，重热则寒 张云："此即上文寒极生热，热极生寒之义。盖阴阳之气，水极则似火，火极则似水，阳盛则隔阴，阴盛则隔阳。故有真寒假热真热假寒之辨。此而错认，则死生反掌。"重，平声。

寒伤形，热伤气 张云："寒为阴，形亦属阴，寒则形消，故伤形。热为阳，气亦属阳，热则气散，故伤气。"

气伤痛，形伤肿 吴云："气，无形病，故痛；血，有形病，故肿。"

风胜则动 马云："振掉摇动之类。"

寒胜则浮 吴云："寒胜则阳气不运，故坚痞腹满，而为虚浮。"

湿胜则濡写 《集韵》："濡，儒遇切，音孺。沾湿也。"《奇效良方》云："泄泻，人为一证耳。岂知泄，泄漏之义，时时溏泄，或作或愈。泻者，一时水去如注泄。"《赤水玄珠》云："粪出少，而势缓者，为泄，漏泄之谓也。粪大出，而势直下不阻者，为泻，倾泻之谓也。"《简明医要》云："濡泻，粪或若水。"考王注，即水谷利，与飧泄无别。

寒暑燥湿风 此五气配四时中央也。《左传》六气，阴阳风雨晦明，乃别是一家之言。《内经》无六气之说。而运气家，五气之外加火，配乎三阴三阳，以为六气。夫火者五行之一，岂有其理乎。

化五气 高云："心气主喜，肝气主怒，脾气主悲，肺气主忧，肾气主恐。以生喜怒悲忧恐。"

喜怒伤气寒暑伤形 张云："喜怒伤内，故伤气。寒暑伤外，故伤形。举喜怒言，则悲忧恐同矣。举寒暑言，则燥湿风同矣。"简按：《寿夭刚柔》云："风寒伤形，忧恐忿怒伤气。"

暴怒伤阴，暴喜伤阳 庄子《在宥》云："人大喜耶？毗于阳。大怒耶？毗于阴。阴阳并毗，四时不至，寒暑之和不成。"楼英云："此上二节，经旨似有相矛盾。既曰寒暑伤形，又曰寒伤形，热伤气者，何也？盖言虽不一，而理则有归。夫喜怒之伤人，从内出，而先发于气，故曰喜怒伤气也。寒暑之伤人，从外入，而先著于形，故曰寒暑伤形也。分而言之，则怒之气从下上，而先发于阴，故曰暴怒伤阴。喜之气从上下，而先发于阳，故曰暴喜伤阳。寒则人气内藏，则寒之伤人，先著于形，故曰寒伤形。暑则人气外溢，则暑之伤人，先著于气，故曰热伤气也。"

满脉去形 张云："言寒暑喜怒之气，暴逆于上，则阳独实，故满脉。阳亢则阴离，故去形，此孤阳之象也。《脉经》曰：'诸浮脉无根者死，有表无里者死。'其斯之谓。"

重阴必阳，重阳必阴 张云："重者，重叠之义。谓当阴时而复感寒，阳时而复感热，或以天之热气，伤人阳分，天之寒气，伤人阴分，皆谓之重。盖阴阳之道，同气相求，故阳伤于阳，阴伤于阴。然而重阳必变为阴证，重阴必变为阳证。如以热水沐浴身反凉，凉水沐浴身反热，因小可以喻大。下文八句，即其征验。此与上文重寒则热，寒极生热，义相上下。所当互求。"

故曰 王子芳云："引《生气通天论》之文，以证明之也。"

春必病温 宋本，作温病。简按《论疾诊尺》云："寒生热，热生寒，此阴阳之变也。故曰：冬伤于寒，春必生瘅热。"云云，正与此节同义。张云："按此四节，春夏以木火伤人而病反寒，秋冬以寒湿伤人而反热，是即上文重阴必阳，重阳必阴之义。"

秋伤于湿 汪昂云："喻嘉言改作秋伤于燥，多事。"

端络 张云："端，正也；络，联系之义。"高云："端，直；络，横也。"

论理人形至皆有表里 马云："人有形体，则论理之。如《骨度》《脉度》等篇。人有脏腑，则列别之。如《灵枢·经水》《肠胃》《海论》等篇。人有经脉，则端络之。如《经脉》等篇。脉有六合，则通会之。如《经别》等篇。气穴所发，各有其处，且有其名。如《气穴论》。溪谷属骨，皆有所起。如《气穴》《气府》《骨空》等篇。分部逆从，各有条理。如《皮部论》等篇。四时阴阳，尽有经纪。如本篇下节所云。外内之应，皆有表里。如《血气形志》。有太阴与阳明为表里之谓。"志云："分部者，皮之分部也。皮部中之浮络，分三阴三阳，有顺有逆，各有条理也。"

肝生筋 《五行大义》云："《元命苞》曰：筋有枝条，象于木也。"

其在天为玄 《易·文言》:"天玄而地黄。"据下文例,"在天"以下二十三字,系于衍文,且与肝藏不相干。宜删之。

在色为苍 苍,草色也。王谓薄青色,可疑。

在声为呼 志云:"在志为怒,故发声为叫呼。"简案:王云:"亦谓之啸。"盖啸,蹙口而出声也。唐孙广有《啸旨》之书,恐与叫呼不同。

在变动为握 张云:"握,同搤搦,筋之病。"志云:"变动,藏气变动于经俞也。握者,拘急之象。筋之证也。"

在志为怒 志云:"肝者,将军之官。故其志在怒。"

悲胜怒 下文属忧于肺。据文例,此悲当作忧。新校正之说未允当。

心生血 志云:"血乃中焦之汁,奉心神而化赤,故血者神气也。"

心主舌 《五行大义》云:"火于五行不常见也。须之则有,不用则隐。如舌在口内,开口即见,闭口则藏。"

在体为脉 说文:"衇,血理分衺行体中者,从辰从血。"脈衇或从肉。衇,籀文。《玉篇》:"脉,莫革切,血理也。"一曰筋脉。脉,同上。《五行大义》云:"脉,是血之沟渠,通流水气。"

在变动为忧 张云:"心藏神,神有余则笑,不足故忧。"志云:"心独无俞,故变动在志,心气并于肺则忧。"

在窍为舌 吴云:"舌惟有窍,故辨百味。"简按:此说奇。当从王义。

热伤气 苦伤气,二"气"字,根据《太素》作"脉"。义极稳。

脾生肉 《五行大义》云:"肉是身上之土地。"

在声为歌 志云:"脾志思。思而得之,则发声为歌。"

在变动为哕 张云:"哕,于决切,呃逆也。"马云:"《灵枢·口问》篇帝有问哕问噫之异,王注以哕为噫者非。"《宣明五气》篇志注:"哕,呃逆也。哕哕,车銮声。言呃声之有伦序,故曰哕。"简按《说文》:"哕,气牾也。"杨上善解为气牾,盖同义。气牾,坊本作气折,宋本作牾。是。

西方生燥 志云："西方主秋金之令，故其气生燥。"

肺生皮毛 管子云："肺生革。"

在声为哭 虞庶注《难经》云："肺属金，金，商也。商，伤也，主于秋。秋，愁也。故在志则悲哭。此之谓也。"秋者，愁也。出《尚书·大传》。

热伤皮毛，寒胜热 据《太素》"热"作"燥"，"寒"作"热"，"热"作"燥"为是。

在声为呻 张云："气郁则呻吟，肾之声也。"志云："呻者，伸也。肾气在下，故声欲太息，而伸出之。"

寒伤血，燥胜寒 据《太素》"血"作"骨"，"燥"作"湿"为是。张云："若以五行正序，当云湿胜寒，但寒湿同类。不能相胜，故曰燥胜寒也。诸所不同如此，盖因其切要者为言也。"此说却难凭。

咸伤血 据《太素》"血"作"骨"，为是。

左右者，阴阳之道路也 志云："在天地六合，东南为左，西北为右。阴阳二气，于上下四旁，昼夜环转。而人之阴阳，亦同天地之气，昼夜循环，故左右为阴阳之道路。"

水火者，阴阳之征兆也 马云："王注释《天元纪大论》云：征，信也，验也。兆，先也。言水火之寒热彰信，阴阳之先兆也。"吴云："阴阳不可见，水火则其有征而兆见者也。"

阴阳者，万物之能始也 能始二字难解。高云："《易》曰：'坤以简能，乾知大始。'出于《系辞》。"原文云："乾知大始，坤作成物；乾以易知，坤以简能。"朱注："知，犹主也。"文少异。此之谓也。今姑从之。

腠理闭 高："闭"作"开"简按：若作开，则至下文汗不出而穷矣。

俛仰 马云："喘息粗气，不得其平，故身为之俛仰。俛，俯也。"张云："喘粗不得卧，故为俛仰。"俛、俯、頫同。音仆，又音免。

烦冤 马云：“冤，音婉。”张云：“冤，郁而乱也。”高云：“屈抑也。”简按：《楚辞》：“蹇蹇之烦冤。”王逸注：“冤，屈也。”

能冬不能夏 马云：“能，音耐。《礼记·礼运》：‘圣人耐以天下为一家。’其耐作能，盖古以能耐通用。《灵枢·阴阳二十五人》篇亦有能作耐。”简按：《家语》：“食水者善游能寒。”《汉·晁错传》：“能暑能寒。”

身寒汗出 张云：“阳衰则表不固，故汗出。《脉要精微论》亦曰：‘阳气有余，为身热无汗；阴气有余，为多汗身寒。’”

身常清 《集韵》：“清，与清同。寒也。”

更胜之变 张云：“更胜，迭为胜负也。即阴胜阳病、阳胜阴病之义。”

病之形能也 吴云：“病之见证，谓之病形；能冬能夏，谓之病能。”马云：“帝以法阴阳为问，而伯以阴阳偏胜为病者言之。正以见阴阳不可不法也。”简按：吴说误。能与态同，详见《病能论》。

七损八益 王注欠详，诸家亦无确说。本邦前辈所解，殆似得经旨，因备录于左，曰：“《天真论》云：女子五七，阳明脉衰，六七三阳脉衰于上，七七任脉衰，此女子有三损也。丈夫五八肾气衰，六八阴气衰于上，七八肝气衰，八八肾气衰齿落，此丈夫有四损也。三四合为七损矣。女子七岁肾气盛，二七天癸至，三七肾气平均，四七筋骨坚，此女子有四益也。丈夫八岁肾气实，二八肾气盛，三八肾气平均，四八筋骨隆盛，此丈夫有四益也。四四合为八益矣。”

不知用此，则早衰之节也 吴云：“知七损八益盛衰之期，而行持满之道。则阴寒阳热，二者可调。不知用此，则早衰之节次也。下文遂言早衰之节。”简按：王注：“用，谓房色。”义难晓。

年四十 吴云：“此言早衰之节也。”志云：“男子以八为期，故四十而居半。”简按：五八肾气始衰，乃二八，八八之中，故谓半也。

阴痿 吴云：“痿，与萎同。草木衰而萎也。阴痿，阴事弱也。”简按：

《巢源》作阴萎。《汉书·胶西于王端传》："阴痿，一近妇人病数月。"师古注："痿，音萎。"

气大衰　《千金》作气力大衰。

故同出而名异耳　吴云："同得天地之气以成形，谓之同出；有长生不寿之殊，谓之名异。"简按：《千金》无故字。《老子》第一章："此两者同出而异名，同谓之玄。"

智者察同，愚者察异　高云："察同者，于同年未衰之日而省察之，智者之事也；察异者，于强老各异之日，而省察之，愚者之事也。"

身体轻强　王弘义云："上文曰：体重，耳目不聪明。此节曰：耳目聪明，身体强健。又见其阴阳互相资益之妙。"

恬憺之能　《千金》"能"作"味"。

从欲快志于虚无之守　《千金》作"纵欲快志得于虚无之守。"张云："从欲，如孔子之从心所欲也。快志，如庄子之乐全得志也。虚无之守，守无为之道也。"

天不足西北　《淮南·天文训》："昔者共工与颛顼争为帝，怒而触不周之山，天柱折、地维绝。天倾西北，故日月星辰移焉；地不满东西，故水潦尘埃归焉。"《河图括地象》云："西北为天门，东南为地户。"注："天不足西北，是天门；地不满东南，是地户。"

天有精，地有形　马云："在上为天，其气至精；在下为地，其体成形。"简按：《春秋繁露》："气之清者为精。"《庄子》："形本生于精。"

天有八纪　高云："春夏秋冬，二分二至。八节之大纪也。"

地有五里　高云："五里，东南西北中。五方之道里也。"马云："里，当从理。"简按：里、理，盖古通用，不必改。

上配天以养头　《灵枢·邪客》篇："天圆地方，人头圆足方以应之。"

中傍人事　志云："节五味，适五志，以养五藏之大和。"

天气通于肺 张云：“天气，清气也，谓呼吸之气。清气通于五藏，由喉而先入肺。《太阴阳明论》曰：‘喉主天气。’”

地气通于嗌 《甲乙》“嗌”作“咽”。张云：“地气，浊气也，谓饮食之气。浊气通于六府，由嗌而先入胃。嗌，咽也。《太阴阳明论》曰：‘咽主地气。’其义皆同。嗌，音益。”

谷气通于脾 《甲乙》《千金》及《五行大义》，“谷”作“榖”。简按：王注“谷空虚”，诸家亦为山谷之气。盖地气既为水谷之气，若以谷为榖，则义相重，故从原文。然其说率属牵强，宜从《甲乙》等。而为水谷之气，榖、谷，古通用。《汉·王莽传》：“榖风迅疾。”注：“即谷风也。”

为水注之气 张云：“言水气之注也，如目之泪，鼻之涕，口之津，二阴之尿秽，皆是也。虽耳若无水，而耳中津气，湿而成垢。是即水气所致。气至水必至，水至气必至，故言水注之气。”简按：《外台》引《删繁论》作“水注之于气”。又《五行大义》引本经，作“九窍为水，法天之纪，用地之理，则灾祸去矣”。今由此则注乃法之讹，气乃纪之误，而之上有天字，文义似顺承矣。然“法天之纪，用地之理，则灾祸去矣”三句，与下文“故不法天之纪，不用地之理，则灾祸至矣”三句，虽语意相反，然却是重复。萧氏引他书文，极为精核，不知是古文果如此否！张氏以倒字法释之，颇觉允当，姑从之。

暴气象雷 赵府本、熊本，“气”作“风”。马云：“一本作暴风，于雷字不通，宜从气字。”张云：“天有雷霆，火郁之发也。人有刚暴，怒气之逆也。”故语曰：“雷霆之怒。”

水谷之寒热 吴云：“五味贵于中和，寒则阴胜，热则阳胜。阳胜生热，阴胜生寒。皆能害乎肠胃也。”简按：王说执拘。

从阴引阳，从阳引阴 志云：“阴阳气血，外内左右，交相贯通。故善用针者，从阴而引阳分之邪，从阳而引阴分之气。”简按：义见《灵枢·终始》

《禁服》《四时气》篇及《六十七难》。

以右治左，以左治右　张云："缪刺之法也。"

以我知彼　志云："以我之神，得彼之情。"

见微则过　宋本，"则"作"得"。高云："过，失也。病始于微萌，而得其过失之所在。"简按：张云："则，度也。"盖读为测者非。徐云："从阴引阳二句，言在上者治下，在下者治上。以我知彼，欲体察也。以表知里，达内外也。过与不及，总结上文，观夫阴阳左右表里之过与不及也。善用针者，不待病形已具，方知过与不及。若微见征兆，便知其过，其明如此，用针岂有危殆哉。"

善诊者　马云："诊，视验也。诊之为义，所该者广。凡望、闻、问、切等法，皆可以言诊也。"简按：孔平仲《杂说》云："诊，不止脉也，视物可以为诊。《后汉·王乔传》'诏尚方诊视'是也。"

审清浊而知部分　吴云："色清而明，病在阳分；色浊而暗，病在阴分。又面部之中有五部，以五行之色推之。"

视喘息听音声　张、志引《金匮要略》详解之，当参考。

观权衡规矩而知病所主　《甲乙》"规"上有"视"字，"主"作"生"。

按尺寸观浮沉滑涩　谓按尺肤而观滑涩，按寸口而观浮沉也。尺，非寸关尺之尺。古义为然。

以治无过　《甲乙》"治"下有"则"字。为五字一句，是也。

因其轻而扬之　徐云："因，从其所因也。因其邪气轻浮于表，而用气轻薄之剂，而发扬之，如伤寒一二日用葛根之类。是也。"

因其重而减之　张云："重者实于内，故宜减之。减者，写也。"

因其衰而彰之　张云："衰者，气血虚，故宜彰之。彰者，补之益之，而使气血复彰也。"

形不足者温之以气 张云："此正言彰之之法，而在于药食之气味也。以形精言，则形为阳，精为阴。以气味言，则气为阳，味为阴。阳者，卫外而为固也；阴者，藏精而起亟也。故形不足者，阳之衰也，非气不足以达表而温之。精不足者，阴之衰也，非味不足实中而补之。"简按：诸注以形为阴，故于温之之义而支矣。张注详备，今从之。

其高者因而越之 马云："谓吐之使上越也。"

竭之 张云："竭，祛除也。谓涤荡之、疏利之，可以治其下之前后也。"李云："承气抵当之类。"徐云："如湿气胜而为濡写等证，用五苓散之类。又如积痢在下，而为里急后重等证，用承气汤、牵牛散之类，引而竭之也。"

中满者写之于内 吴云："中满，腹中满也。此不在高、不在下，故不可越，亦不可竭，但当写之于内，消其坚满。是也。"李云："内字与中字照应。"

渍形以为汗 吴云："谓天气寒腠理密，汗不易出，则以辛散之物，煎汤渍其形体，覆而取汗也。"徐云："热邪内郁，宜于汗解，因其腠理干燥，而汗不得出者，以温水微渍形体，使之腠理滋润，以接其汗之出也。今用热汤围浴而出汗者，是也。"

其在皮者汗而发之 张云："前言有邪者，兼经络而言，言其深也。此言在皮者，言其浅也。"滑云："二汗只是一义。然渍字轻，发字重也。"简按：滑注似与经旨相乖矣。

其剽悍者按而收之 吴云："剽悍，卒暴也；按，谓按摩也。言卒然暴痛剽悍之疾，则按摩而收之。收，谓定其剽悍也。"简按：张以按为察，李为制伏酸收，用如芍药之义。并非。

审其阴阳，以别柔刚 李云："审病之阴阳，施药之柔刚。"简按：柔剂刚剂，见《史·仓公传》，此说为是。

血实宜决之 张云："决，谓泄去其血，如决水之义。"

气虚宜掣引之 《甲乙》掣作掔。吴云：“掣，掔同。气虚，经气虚也。经络之气有虚，必有实处，宜掔引其实者，济其虚者，刺法有此。”张云："掣，挽也。气虚者，无气之渐，无气则死矣。故当挽回其气，而引之使复也。如上气虚者，升而举之；下气虚者，纳而归之；中气虚者，温而补之。是皆掣引之义。"简按：张注虽明皙，不如吴氏之于经旨而切矣。字书掔，音誓。牛两角竖者名掔。

素问绍识·序

《素问绍识》何为而作也，绍先君子《素问》之识而作也。先君子之于斯经，自壮乃为人讲授，称为绝学。考究之精，宜无复余蕴。《绍识》之作，当为赘旒，而敢秉笔为之者，抑亦有不得已也。杨上善《太素经注》世久失传，顷年出自仁和寺文库，经文异同与杨氏所解，虽不逮启玄之覈，然其可据以补阙订误，出新校正所援之外者颇多，则不得不采择以赓续，此其一也。先兄柳沜先生，夙承箕业，殚思研索，将有撰述。而天不假之年，中岁谢世。其遗言余论，卓卓可传者，仍有读本标记存，固不得不表出以贻后，此其二也。近日张宛邻琦著有《素问释义》一编，其书无甚发明，然其用心亦挚，间有可取。他如尤在泾等数家之说，或有原《识》之未及引用者，更有一二亲知寄赠所得者，俱未可全没其善，此其三也。乾隆以来，学者专治小学，如段若膺、阮伯元、王伯申诸人。其所辑著，可藉以证明经义者，往往有之。亦宜摘录以补原《识》者矣，此其四也。此皆《绍识》之所以为作，而愚管之见，亦僭录入，以俟有道是正之。昔姚察为《汉书训纂》，其曾孙班续而著书，题云《绍训》，今之命名，窃取其义云。

弘化三年岁在柔兆敦牂八月望
江户侍医法印尚药兼医学教谕丹波元坚撰

灵枢识·综概

皇甫谧《甲乙经》序曰：按《七略》《艺文志》，《黄帝内经》十八卷。今有《针经》九卷，《素问》九卷，二九十八卷，即内经也。案所谓《针经》九卷，即指此经，而此经亦或单称九卷。张仲景《伤寒论》序，《素问》九卷是也。尔后王氏《脉经》《甲乙》及《外台秘要》中引此经，并单称九卷。盖《素问》九卷，东汉以降，第七卷既亡。《甲乙》序云，亦有亡失。《隋经籍志》载梁七录，亦云止存八卷，则本经单称九卷者，对《素问》八卷而言之，若"灵枢"之称。昉于唐中叶王砅注《素问》引本经文，或曰"灵枢"，或曰"针经"是也。林亿等因谓王砅名为"灵枢"，不可定然也。其命名之义，马氏云：灵枢者，正以枢为门户阖辟所系，而灵乃至神至玄之称。此书之切，何以异是。张氏云：神灵之枢要，是谓灵枢。王九达亦云：枢，天枢也。天运之上，枢机无一息之停。人身如天之运枢，所谓守神守机是也。其初意在于舍药而用针，故揭空中之机以示人。空者灵，机者枢也。既得其枢，则经度营卫，变化在我，何灵如之。今考道藏中有《玉枢》《神枢》《灵轴》等经，意者"灵枢"之称，岂出于道流欤。

林亿等云：《隋经籍志》谓之九灵，案《隋志》只有"黄帝""针经"九卷之目，无"九灵"。而《唐·艺文志》载《灵宝》注《黄帝九灵经》十二卷，岂今本《隋志》有脱欤。

马氏曰：晋皇甫士安，以"针经"名之。案本经首篇，九针十二原中，有先立针经一语。又《素问·八正神明论》亦有岐伯云，法往古者，先知《针经》也，是《素问》之首，亦出自《灵枢》首篇耳。后世王砅释《素问》，以"灵枢""针经"杂名。宋成无己释《伤寒论》及各医籍，凡引《灵枢》者，皆不曰"灵枢"，而曰"针经"。其端皆始于皇甫士安也。但

"针经"二字，止见于本经首篇。其余所论营卫腧穴、关格脉体、经络病证、三才万象，靡不森具。虽每各篇各病，必有其针。自后世易"灵枢"以"针经"之名，遂使后之学者，视此书止为用针。弃而不习，深可痛惜。岂知《素问》诸篇，随问而答，头绪颇多，入径殊少。《灵枢》大体浑全，细目毕具。犹儒书之有《大学》，三纲八目，总言五发。真医家之指南，其功当先于《素问》也。简案：朱子曰：《素问》语言深，《灵枢》浅较易。今考《本经》，亦成于众手，犹《素问》也。然《素问》各篇，文字多深奥，《灵枢》则不过数篇。马说未可尽信焉。

赵希弁《读书后志》曰：《灵枢经》九卷。右王砅谓此书即《汉志》。《黄帝内经》十八卷之九也。或谓好事者，于皇甫谧所集《内经仓公论》中抄出之，名为古书也。未知孰是。王应麟《玉海》曰：书目《黄帝灵枢经》九卷，黄帝、岐伯、雷公、少俞、伯高、答问之语。隋·杨上善序，凡八十一篇，《针经》九卷，大抵同，亦八十一篇。《针经》以九针十二原为首，《灵枢》以精气为首，又间有详略。王砅以《针经》为"灵枢"。故席延赏云："灵枢"之名，特最后出。简案：今《灵枢》以《九针十二原》为首，《甲乙经》以精气为首，不知当时有《灵枢》以精气为首者乎。《宋艺文志》亦载《黄帝灵枢经》九卷《黄帝针经》九卷，岂同种而异名者欤。

江少虞《宋朝类苑》曰：哲宗时，臣寮言，窃见高丽献到书内，有《黄帝针经》九卷。据《素问》序称，《汉书艺文志》黄帝内经十八卷。《素问》与此书各九卷，乃合本数。此书久经兵火，亡失几尽，偶存于东夷。今此来献，篇帙具存，不可不宣布海内，使学者诵习。伏望朝廷详酌下尚书工部雕刻印版，送国子监依例摹印施行，所贵济众之功，溥及天下。有旨令秘书省选奏通晓医书官三两员校对，及令本省详定讫，依所申施行。又宋史，哲宗纪元祐八年正月庚子，诏颁高丽所献《黄帝针经》于天下。简案：林亿等校正《素问》，在仁宗嘉祐中，乃距哲宗元祐八年，殆四十年。亿辈不及视之，故注中间云《灵枢》文不全为是也。《宋艺文志》又载《黄帝九虚内经》五卷。考亿等《素问》《甲乙》等注所引九虚文，今并见《本经》中，乃知九虚者，乃此经之别本，仅存五卷，非其全帙也。要之曰"灵枢"，曰"九灵"，曰"九虚"，出黄冠所称。而《九卷》《针经》，乃为旧题也。

《医史》吕复云：《内经》《灵枢》，汉、隋、唐《艺文志》皆不录。隋有《针经》《九经》，唐有灵宝注《黄帝九灵经》十二卷而已。或谓王砅以"九灵"更名为"灵枢"。又谓《九灵》尤详于针，故皇甫谧名之为"针经"。即《隋志》，《针经》九卷，苟一书而二名。不应唐志别出《针经》十二卷也。所谓灵宝注者，乃扁鹊大玄君所笺，世所罕传。宋季有《灵枢略》一卷，今亦湮没。绍兴初，史崧并是书为十二卷。而复其旧，较之他本颇善。学者当与《素问》并观。盖其旨意，互相发明故也。案徐常吉诸家要指举吕说云，后汉广汉郭玉初有老父号"涪翁"著针经诊脉法授弟子程高，高传于玉盖，徐意似以《灵枢》为《涪翁针经》焉。

徐渭青藤山人《路史》曰：黄帝时，未闻有宦寺。而《灵枢》中问答，乃有宦者去其宗筋。固知此书非岐黄笔也。然其本旨授受，疑非岐黄则决不能。所谓夫有所受之也，可疑不特一宦寺，姑笔其易知者耳。

杭世骏《道古堂集·灵枢·跋》曰：《七略》《汉艺文志》：《黄帝内经》十八篇，皇甫谧以《针经》九卷，《素问》九卷，合十九篇当之。唐启元子王冰遵而用之。"素问"之名，见张仲景《伤寒卒病论》。"针经"则谧所命名也。《隋经籍志》，《针经》九卷，《黄帝九灵》十二卷。元沧州翁吕复云：苟一书而二名，不应唐志别出《针经十二卷》。据复所疑，《九灵》是《九灵》，《针经》是《针经》，不可合而为一也。王冰以"九灵"名《灵枢》。"灵枢"之名，不知其何所本。即用之以法《素问》。余观其文义浅短，与《素问》岐伯之言不类，又似窃取《素问》之言而铺张之，其为王冰所伪托可知。自冰改《灵枢》后，后人莫有传其书者。唐宝应至宋绍兴，锦官史崧乃云家藏旧本《灵枢》九卷云云。是此书至宋中世而始出。未经高保衡、林亿等校定也，孰能辨其真伪哉。其中《十二经水》一篇，无论黄帝时无此名，而天下之水，何止十二。只以十二经脉，而以十二水配。任意错举，水之大小，不详计也。尧时作禹贡，九州之水始有名。湖水不见于禹贡。唐时荆湘，文物最盛。洞庭一湖，屡咏歌于诗篇，征引于杂记。冰特据身所见而妄臆度之耳，挂漏不待辨而自明矣。简案：皇甫谧《甲乙经》序云：按《七略》《艺文志》，《黄帝内经》十八卷，今有《针经》九卷，《素问》九卷。则"针经"之名，岂谧所命乎。其云王冰改名"灵枢"者。以冰以前诸书，不见有"灵枢"之名，故生此说，非有明证。况以《本经》为冰之伪托者，尤为疏妄。甲乙之书，撰集《素问针经》《明堂孔穴》《针灸治要》三部。《素问明堂》之外，乃为《针经》之文。今考之悉具于《本经》。则《本经》即为古之《针经》，断然无疑矣。其文字有大同小异者，传写之差异耳。其如十二经水，《甲乙》亦有之。若据杭言，《甲乙》亦为唐人之伪托乎。盖《内经》秦汉人所撰述。说具于《素问》解题则如宦者、湖水之类。《周礼》阉人，郑注：阉，真气藏者，今谓之宦人。水经注，湖水出桃林塞之夸父山，又五湖之名出《周礼》夏官职方氏实亦有不容疑者矣。杭之言，不足为据也。

乾隆《四库全书总目提要》载吕复及杭世骏之说曰：李杲精究医理，而使罗天益作《类经》。兼采《素问》《灵枢》。吕复亦称善学者，当与《素问》并观，其旨义互相发明。盖其书虽伪，而其言则缀合古经，具有源本。譬之探赜古文，杂采逸书，联成篇目。虽抵牾罅漏，赝托显然。而先王遗训，多赖其搜辑以有传，不可废也。此本前有绍兴乙亥史崧序，称旧本九卷，八十一篇，增修音释，附于卷末。又目录首题，鳌峰熊宗立点校重刊，末题二十四卷。今并为十二卷。是此本为熊氏重刊所并。吕复称史崧并是书为十二卷。以复其旧，殆误以熊本为史本欤？简案：史序云：勒为二十四卷，盖元时别有为十二卷者，故吕不考史序，而有此说也。吕为元末人，岂有以熊本为史本之理乎。吕说固误，而清阁臣之误，亦为尤甚也。

校定各本并引据诸家注本

周曰校重刊本二十四卷案此本于史氏旧帙今举经文一依也

赵府居敬堂本十二卷此盖明史所载赵简王所刊大字大板纸刻觿洁尤为善本

吴勉学校刊本十二卷收在《医统正脉·中》

熊宗立重刊本十二卷

道藏本二十三卷题云集注而其实原文耳

马莳《注证发微》八卷王九达合类全袭马氏故不复录

张介宾《类经》四十二卷薛雪医经原旨全抄节张书故亦不复录

张志聪《集注》九卷

汪昂《类纂约注》三卷

案"黄帝内经"四字，及八十一篇之义，详具于《素问识》。凡本经义训，《素问识》已解释者。今并省之，学者宜参考。

文化五年戊辰小春　丹波元简廉夫识

灵枢识·跋

右先祖考所撰《灵枢识》六卷，向仅行钞本。琰先君深憾其传之不远，将为刊本，以公于世。乃与佶先兄谋，命佶琰从家所藏稿本，重加订正。未及付梓，而先君先兄不幸后先即世，不肖等以菲材猥忝先职，恒恐是举之荏苒不果，无以仰奉先志。会医黉新开活字局，遂俾千贺久徵余语瑞信及佶嗣子元昶等更相雠校，从活字刷印，装成数部帙。庶乎与《素问识》并行，均为读此经者之津筏。虽未能若版本之精善，而抑亦先君先兄表章遗书之意软，盖尝考之。此经与《太素》经互相参对，旨义较然，不假旁引曲证者有之。从前诸家之说，更似骈拇枝指者有之，惜当日其书仍未出。俾其出先祖考在日，其所辨订补正，宜何如也。刻已告竣，并附著斯言，使后学有考焉。

文久癸亥仲秋

孙元佶元琰拜手谨志

伤寒论辑义·序

许叔微曰：读仲景论，不能博通诸医书，以发明其隐奥，专守一书，吾未见能也。余蚤奉家庭之训，读《伤寒论》，间从一二耆宿，有所承受。然既无超卓之才，何有创辟之识？因循苟且，粗领会崖略，以为临证处方之资，忽忽二十余年矣。惟癖嗜聚书，以所入之赢，颇多储蓄，如伤寒一科，殆至四十余家，以事务倥偬，不克颛心于抽绎，仅供一时披寻耳。会丙辰秋，为人讲斯书，因顾世为仲景书。或谓《伤寒论》，只当于原文中，字栉句比，参证互明，以求其归趣，别开心眼，后世注家，迂腐之谈，无益方术，一概抹杀而可矣。是盖性高明者，宜如此也，如余则谓宋元而降，解释此书者，亡虑数十家，深讨蒐穷，各竭其心。其间虽意见各出，得失互存，均之非无追溯仲景渊源者焉？呜呼！余也才识不能逮今人，安能望于前贤？矧竭一人之心力智巧，乃孰与假数百年间，数十贤之所竭心力智巧，而以为吾有也。于是公私应酬之暇，陈所储蓄，逐条历考，旁及他书，广求密搜，沉思默想，窃原许氏之旨，而期阐发其隐奥，临证以辨疑，处方得精当而已。遂录以成一书，亦聊便于讲肆，是吾志也；而取诮于高明者，吾不忧也，凡七卷，名曰《伤寒论辑义》。昔人云：易稿则技精，屡剟则艺进。是书之成，但恐抉择未精，或失繁芜，辑以俟他日之删汰云尔。岁享和纪元春二月望，直舍书。

丹波元简廉夫

金匮玉函要略方论序

张仲景为《伤寒杂病论》，合十六卷，今世但传《伤寒论》十卷，杂病未见其书，或于诸家方中载其一二矣。翰林学士王洙在馆阁日，于蠹简中。得仲景《金匮玉函要略方》三卷，上则辨伤寒，中则论杂病，下则载其方，并疗妇人。乃录而传之士流，才数家耳。尝以对方证对者，施之于人，其效若神。然而或有证而无方，或有方而无证，救疾治病，其有未备。国家诏儒臣校正医书，臣奇先校正《伤寒论》，次校定《金匮玉函经》。今又校成此书，仍以逐方次于证候之下，使仓卒之际，便于检用也。又采散在诸家之方，附于逐篇之末，以广其法。以其伤寒文多节略，故断自杂病以下，终于饮食禁忌，凡二十五篇，除重复，合二百六十二方，程云：仲景只二百二十九方，余俱附方。勒成上、中、下三卷，依旧名曰《金匮方论》。臣奇尝读《魏志·华佗传》云：出书一卷曰，此书可以活人。每观华佗凡所疗病，多尚奇怪，不合圣人之经。臣奇谓活人者，必仲景之书也。大哉！炎农圣法，属我盛旦，恭惟主上、丕承大统，抚育元元，颁行方书，拯济疾苦，使和气盈溢而万物莫不尽和矣。

太子右赞善大夫臣高保衡、尚书都官员外郎臣孙奇、司封郎中充秘阁校理臣林亿等传上。

案，《魏志·华佗传》云：佗临死出一卷书，与狱吏曰"此可以活人"，吏畏法不受，佗亦不强，索火烧之，此佗书无传明矣，而张葳《活人书·序》云：华佗指张长沙《伤寒论》为活人书。《襄阳府志》云：仲景著《伤寒论》十卷，行于世，华佗读而喜曰"此真活人书。"而丁德用注《难经》则云：《难经》历代传之一人，至魏华佗，乃烬其文于狱下。此则《难经》为烬余之文，此皆实无其事，不过藉佗，而神其书耳。

仲景《金匮》，录岐黄、素、难之方，近将千卷。患其混杂烦重，有求难得，故周流华裔九州之内，收合奇异，捃拾遗逸，拣选诸经筋髓，以为方论一编，其诸救疗暴病，使知其次第。凡此药石者，是诸仙之所造，服之将来，固无夭横，或治疗不早，或被师误，幸具详焉。此一篇，宋本、俞本、赵本，并载林亿等序后。

按：葛氏《肘后方·序》云："仲景、元化、刘戴、秘要、金匮、绿帙、黄素方，近将千卷。患其混杂烦重，有求难得，故周流华夏九州之中，收合奇异，捃拾遗逸，选而集之，使种类殊分，缓急易简，凡为百卷，名曰《玉函》。然非有力，不能尽写。"云云。亦见《抱朴子》。兹所载文，与此颇同，但首尾异耳，徐本删之为是。

金匮玉函要略述义·题辞

先教谕《金匮辑义》系于晚年定本。是以极其精核，无须赘述。惟不肖受读既尚，时有管见。又诸家方论，扩充经旨者，其偶尔失载，亦间有之。赵以德衍义，周扬俊补之，题曰二注。近代朱光被有正义之作，俱出于先教谕下世之后，并撷其粹，皆标记在辑义上层。不敢谓有裨学人，然窃比之鸡肋，仍整录为编，以供子弟参对云。天保壬寅首夏，丹波元坚纂。

金匮注解，更有高世栻、李彣、李玮西，俱为《医宗金鉴》所引。又有卢之颐《摩索金匮》、张志聪注、黄元御《金匮悬解》、戴震注、李钧注，皆是先兄《医籍考》所著录者。卢氏、黄氏，学颇迂僻，其存不存，不足措念。其他诸家，惜未得见之。况戴氏硕儒，顾考证必精。而其遗书中，缺焉不收，最可憾也。又李炳，字振声，号曰西垣，苦《金匮》无善注，乃撰《金匮要略注》二十二卷，能抉其微，见焦循《雕菰集》。嘉庆中，陈念祖著有《金匮浅注》十六卷，《金匮读》四卷，见其《神农本草经读》序。

赵开美本，《辑义》所引，系皇国重刊。今得其原刻勘之，间失其旧。又朝鲜国《医方类聚》所据，盖为宋元旧刻，亦与今本互有异同，今并校而揭之。

参考文献

[1] 远山茂树．日本近现代史．北京：商务印书馆，1983．

[2] 万峰．日本近代史．北京：中国社会科学出版社，1978．

[3] 木宫泰彦．日本文化交流史．北京：商务印书馆，1980．

[4] 北京社科所国际问题研究室．中日文化与交流．北京：中国展望出版社，1984．

[5] 梁容若．中日文化交流史论．北京：商务印书馆，1985．

[6] 富士川游．日本医学史．东京：东京日新书院，1941．

[7] 杨维益．明治前日本医学史．北京中医学院，1983．

[8] 朱谦之．日本的朱子学．北京：三联书店，1958．

[9] 朱谦之．日本的古学及阴阳学．上海：上海人民出版社，1962．

[10] 北大哲学系．日本哲学．北京：商务印书馆，1962．

[11] 梁启超．论清学史二种．上海：复旦大学出版社，1985．

[12] 钱穆．中国近三百学术史．北京：中华书局，1984．

[13] 陆宗达，王宁．训诂方法论．北京：中国社会科学出版社，1983．

[14] 王力．古代汉语．北京：中华书局，1983．